Copyright

AF192151

Herstellung und Verlag: Books on Demand GmbH, Norderstedt

ISBN 978-3-8391-7544-6

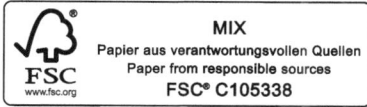

Einleitung

Moul - Der Mann ohne Gesicht

**Ein Kriminalroman von
Clint Leon Powers**

Moul ist das Tagesgespräch von Paris geworden. Wer ist Moul? Der „Mann ohne Gesicht", behaupten allen Ernstes die Überfallenen, denen sein Besuch meist eine runde Millionensumme kostet. Ein Gentleman-Einbrecher im Frackmantel, der mit Gaspatronen seine Opfer lähmt, dann ihnen mit einer Tinktur die rechte Hand löst, damit sie den Scheck ausfüllen können, den Moul von ihnen fordert. Alle Bemühungen der Polizei, dem dreisten Burschen das Handwerk zu legen, schlagen fehl, weil Gibba Marin, die unter dem schweren Verdacht steht, Mouls Helferin zu sein, verhaftet worden ist und vom Schwurgericht mangels Beweise freigesprochen werden musste. – Da lässt George Lamentier, der mächtigste Bankier von Paris, durch die Presse dem „Mann ohne Gesicht" den Kampf ansagen. Dazu beruft der Finanzmann namhafte Detektive, unter ihnen den berühmten Mc Connell aus London. Der Kampf Lamentier gegen Moul nimmt damit seinen Anfang und versetzt bald eine ganze Stadt in eine gewaltige Spannung. Mc Connell hat Lamentier versprochen, Moul spätestens nach drei weiteren Untaten zur Strecke zu bringen. Mit kriminalistischer Raffinesse und unentwegter Zähigkeit geht Mc Connell, unterstützt von seinem Freund Sheppard, an seine Aufgabe. Es gelingt ihm, über Gibba Marin die Spur des „Mannes ohne Gesicht" aufzunehmen und den Verbrecher nach mehreren, atemberaubenden Hetzjagden zum versprochenen Zeitpunkt zu fassen.

Aus der Hefe der Menschheit emporgestiegen, ein Abenteurer mit dunkler Vergangenheit, indes waghalsig und intelligent, hat sich der ehemalige Verwalter einer Farm in Indochina, nach einem schweren Verbrechen zur Flucht nach Frankreich entschlossen. Die gewagtesten Unternehmungen glückten ihm, aber seine geschäftlichen Erfolge vermögen ihn nicht zu befriedigen. Seine kriminelle Triebnatur zwingt ihn erneut auf den Weg des Verbrechens. Dieser Ganove Mann beraubt als „Mann ohne Gesicht" – eine hervorragende Maske hat ihm zu diesem Beinamen verholfen – seine begüterten Mitbürger, bis ihn der größenwahnsinnige Glaube an sein Abenteuerglück und an die Dummheit seiner Mitmenschen zu Fall bringt.

Kapitel 1

Vor dem Saale des Pariser Schwurgerichts drängen sich weit mehr Menschen, als der Raum zu fassen vermag. Es ist eine Sensation zu erwarten! Zum ersten Male wird vielleicht heute vor den Schranken des Gerichts der Name fallen, der seit Monaten zum Schrecken der Republik geworden ist und in allen Polizeiämtern der Hauptstadt Unruhe und Nervosität hervorrief, so oft er von sich reden machte.

Dabei ist es eigentlich gar kein Name. Es ist nur die geheimnisvolle Bezeichnung eines unheimlichen Wesens, welches sich mit den vier Buchstaben MOUL ankündigt, die aneinander gekettet an jedem Tatort als beunruhigendes Menetekel zurückgelassen wurden.

Der große Unbekannte selbst ist nicht vor die Gerichtsschranken gebracht worden. Auf der Anklagebank hat eben eine geschmackvoll in Schwarz gekleidete junge Dame Platz genommen. Ebenholzfarbiges Haar rahmt ein hübsches, helles Gesicht mit einer kleinen zierlichen Nase und großen, dunklen Augen. Ihre Figur ist kräftig und geschmeidig zugleich.

Das Gemurmel im Saal erstirbt. Der Vorsitzende des Gerichts hat sich mit der Glocke Ruhe verschafft.

„Mademoiselle Gibba Marin!"

Die Aufgerufene erhebt sich müde.

„Sie sind geboren ...?"

„In Indochina, auf der Farm Le Beau Foret."

„Sie sind französische Staatsangehörige?"

„Das wissen Sie doch!"

Der Präsident tadelt die schnippische Antwort.

„Ihr Vater heißt Emile Crayot, ist Farmer und aus Avignon ausgewandert. Lebt er noch?"

„Aber das steht doch alles in den Akten. Muss ich das noch einmal erzählen?", erwidert ärgerlich die Angeklagte.

„Sie haben meine Fragen zu beantworten."

Gibba Marin weiß wirklich nicht, ob ihr Vater noch lebt. Ebenso wenig kennt sie das Schicksal ihrer Mutter, einer Kambodschanerin, die nach einem Streit mit ihrem Vater aus dem Haus gejagt wurde. Kurz darauf überfielen Banditen die einsam gelegene Farm und rissen die Familie endgültig auseinander.

Gibba selbst durchlebte ein abenteuerliches Schicksal. Als dreizehnjähriges Mädchen verkauft, gelang es ihr jedoch bald, dem Sklavenhalter zu entfliehen.

In der Nähe von Hanoi las die völlig Erschöpfte ein französischer Kolonialsoldat von der Straße auf. Eine neuerliche Flucht hatte nur die

Schutzlose vor den Nachstellungen ihres vermeintlichen Retters in Sicherheit bringen können. Nach wochenlangem Umherirren kam sie glücklicherweise allen Gefahren entgehend in eine Hafenstadt, deren Namen Gibba nie in Erfahrung brachte. Dort lernte sie einen Kapitän namens Marin kennen. Er nahm das Mädchen an Kindesstatt an, um es mit seinem Schiff nach Frankreich zu bringen. Ein Jahr später starb der Pflegevater eines plötzlichen Todes. Gibba Marin, die den Namen ihres Pflegevaters trug, stand allein in der Welt.

Aber Gibba Marin war in der Kolonie unter Gefahren groß und mit ihnen fertig geworden. Sie kämpfte sich durch und wurde eine Französin wie andere auch.

In einem der riesigen Warenhäuser der Pariser City fand Gibba, die nunmehr 22 Jahre zählte, als Stenotypistin ein Auskommen. –

Nach Feststellung der Personalien beginnt der Präsident mit der Verlesung der Anklage.

„Gibba Marin ist dringend verdächtig, dem noch unbekannten Mörder des Polizeibeamten Charles Cliquot Beihilfe geleistet zu haben."

Die Zeitungen brachten seinerzeit den Fall bereits ausführlich und doch ergibt sich jetzt erregtes Tuscheln unter den Zuhörern, als der Vorsitzende der Angeklagten die Beihilfe zum Mord vorhält.

„Ich weiß das.", klingt ihre Antwort kalt.

„Was haben Sie dazu zu sagen, Angeklagte?"

„Nichts."

„Sie wollen sich also nicht verteidigen?"

„Verteidigen? Dagegen etwa, dass ich Gibba Marin heiße?"

Immer kecker, fast anmaßend gibt die Angeklagte zurück.

„Sie verschlechtern nur Ihre Lage, Mademoiselle Marin!"

„Ich weiß, dass Ihre Lage angenehmer ist, als meine."

Der Verteidiger sieht eine Katastrophe heraufziehen. Er sucht die Angeklagte zu entschuldigen.

„Hoher Gerichtshof! Die angegriffene Unschuld bäumt sich auf gegen die ungeheuerliche Zumutung der Anklage."

Der Präsident fährt unbekümmert fort.

„Geben Sie zu, Mademoiselle Marin, dass Sie an dem fraglichen Tage und zu der angegebenen Zeit sich im Amtszimmer von Charles Cliquot befanden?"

„Ich sage zum zehnten Male: Nein."

„Wo waren Sie nachmittags um 5 Uhr an jenem Donnerstag?"

„Im Kino."

„Hm, im Kino? Können Sie das beweisen?"

Mit leicht zusammengekniffenen Augen blickt die Angeklagte auf den Richter.

„Wer hat Sie, Herr Präsident, gesehen, als Sie zum letzten Mal im Kino waren? Können Sie Zeugen ..."

Von den Bänken der Zuhörer ertönt leises Gelächter.

„Schweigen Sie!", ruft der Präsident erbost und verhängt über die Angeklagte eine Ordnungsstrafe.

Das Verhör nimmt seinen Fortgang. Doch durch keine noch so spitzfindige Frage lässt sich Gibba Marin in der Aussage beirren, dass sie mit der ganzen Sache nichts zu tun habe.

„Der Zeuge soll eintreten", befiehlt der Vorsitzende.

Ein älterer Mann, Bürodiener im Polizeigebäude, nähert sich mit beweglichen Schritten dem Richtertisch und macht auf Befragen seine Aussage.

Ein Mann in einem gut geschnittenen Mantel mit einem kleinen Überhang sei aus dem Zimmer Cliquots gekommen und auf eine Frau zugetreten. Zwar habe er den Betreffenden nur von rückwärts gesehen doch entsinne er sich noch gut, die Worte vernommen zu haben: „Gibba, erledigt!" Die beiden seien dann zusammen weggegangen. Erst nachdem er das Zimmer Cliquots betrat, habe er erkannt, was geschehen ist. Reglos, in seinem Stuhl zusammengesackt, habe er Cliquot aufgefunden. Er sei schon tot gewesen.

„Erkennen Sie in der Angeklagten dort die Frau wieder, mit der sich der Täter entfernte?"

„Nein, Herr Präsident, das ist sie nicht."

Dabei schüttelt er mit aller Bestimmtheit den Kopf.

Der Verteidiger Gibba Marins springt auf.

„Hoher Gerichtshof! Kann es eine einwandfreiere Entlastung meiner Mandantin geben? Der Zeuge, der den Täter und seine Helferin gesehen, mit seinen eigenen Augen gesehen hat, erklärt auf den ersten Blick: Nein, das ist sie nicht. Ich bitte den hohen Gerichtshof, den Zeugen zu einer Personenbeschreibung der Helferin des Mörders zu veranlassen."

Nach des Bürodieners Erinnerung hat die Dame – er nennt sie trotz allem so – rötlich blonde Haare und starke Sommersprossen im Gesicht.

Der Verteidiger sieht bereits die Verhandlung zugunsten der Angeklagten entschieden und temperamentvoll fährt er zwischen die weiteren Aussagen der Zeugen.

„Hoher Gerichtshof, sehen Sie sich den reinen Teint meiner Klientin an, beachten Sie das Schwarz ihrer Haare! Lassen Sie von jedem Fachmann feststellen, dass daran nichts Unechtes ist. Versucht der Staatsanwalt eine Anklage zu konstruieren, nur weil meine Klientin die einzige bekannte Trägerin des gewiss ungewöhnlichen Namens Gibba ist?"

Der Staatsanwalt, ein außergewöhnlich tüchtiger Ankläger, ist ein zu guter Menschenkenner. Er fühlt bei der Angeklagten trotz allen äußeren Scheins, der für sie spricht, die Schuld, aber seine Beweismittel reichen nicht aus. Er ist machtlos gegen Gibba Marin. – Die Angeklagte wird mangels an Beweisen freigesprochen.

*

In der Rue de Vinaigriers wird Gibba bereits in ihrer Wohnung erwartet.

„Na, Gibba, Liebling, das war wieder einmal tadellose Arbeit. Übrigens hast du dich famos benommen."

„Schon gut, mon Cherie, hast du Neuigkeiten?"

Gibba Marin wirft ihr Jackett auf eine Couch, lässt sich daneben niederfallen und entnimmt einer zierlichen Dose auf dem niedrigen Rauchtischchen eine Zigarette.

Der Besucher, ein Mann mit einer straffen, sportlichen Haltung und entschlossenem Aussehen, zieht sich einen Sessel heran.

„Moul wird heute Abend einen größeren Betrag vom Konto des Großindustriellen Meunion abheben. Dieser tüchtige Kaufmann hat heute eine sehr hohe Anweisung der Regierung für die Lieferung von Kampfgas erhalten. Bevor er es aber in Papieren anlegt ... Papiere sind immer schwerer auszugeben als Noten."

Gibba nickt verstehend und zwischen zwei Zügen an ihrer Zigarette entgegnet sie:

„Neue Arbeit also! Befehl für Gamma?"

Der Besucher überlegt kurz.

„Injektion 15 Uhr 15 Minuten. Kleidung wie immer. Treffpunkt Rue de la Paix an der Ecke 16 Uhr 15. Du hast also eine Stunde Zeit, einen wahrscheinlichen Schatten abzuhängen. Du nimmst zweimal die Untergrundbahn, einmal ein Taxi und zuletzt den Autobus E, von dem du rasch zu mir in den Wagen wechselst."

Nach einer kurzen Weile schließt sich hinter dem Besucher die Tür. Die Aktion war in allen Einzelheiten durchgesprochen.

Gibba Marin oder „Gamma" plätschert vergnügt in ihrem großen, fliesenbelegten Bad. Zeitgerecht setzt sie am Unterarm die kleine Spritze an, um sich eine farblose Flüssigkeit, die sie einer Ampulle entnommen hatte, unter die Haut zu drücken.

In einem schlichten Tweedkostüm verlässt sie einiges später ihre Wohnung. Auf der gegenüber liegenden Straßenseite scheint sich ein Mann an einer Normaluhr zu langweilen. Instinktiv schöpft Gibba Verdacht. Ihr Argwohn bestätigt sich. Der Posten bummelt zuerst mit einigem Abstand hinter ihr her, folgt ihr wie ein Schatten in die Untergrundbahn und steigt mit ihr wieder aus. Auf Sehweite hält er sich hinter ihr in den stilleren Straßen, durch die Gibba den Weg nimmt. Nur die Kopfbedeckung hat er gewechselt. Ein einzelnes Taxi fährt des Wegs und wird von Gibba angehalten.

Durch das Fenster in der Rückwand sieht sie im Abfahren ihren Verfolger ratlos ihr nachsehen. Trotzdem wechselt sie vorsichtshalber noch einige Male das Fahrzeug, ehe sie gegenüber der Oper an der Rue de la Paix den Autobus verlässt. Am Straßenrand hält, wie verabredet, ein schnittiger Wagen.

Gibba Marin nimmt neben dem Mann Platz, der sie am Mittag besuchte. Schweigend geht die Fahrt über die Boulevards rasch dem stilleren Viertel um den Parc de Monceau zu, an dem das Haus des Großindustriellen Meunion liegt.

Die Uhr zeigt 16 Uhr 22. Der Mann neben Gibba zieht den Notsitz hoch, dreht an der Stütze der Lehne und lässt ein kleines Schaltbrett herausklappen. Dann schlägt er die Pelerine seines Frackmantels zurück und drückt auf die Tasten Alpha und Beta. Zwei Lämpchen glühen auf.

„Prüfe deinen Ticker!", wendet er sich an seine Begleiterin.

Gibba öffnet ihre Handtasche und schaltet darin einen winzigen Ultrakurzwellensender ein. Der Mann im Frackmantel drückt die Taste Gamma nieder. Das Lämpchen blinkt.

16 Uhr 23. Die Taste Delta wird niedergedrückt, doch das Lämpchen gibt keine Antwort.

„Was ist mit Delta?", fragt Gibba besorgt.

„Er hat eine Minute vor uns einzutreffen und gibt erst dann sein Zeichen. Siehst du, jetzt brennt auch sein Lämpchen. Voila!"

Der Notsitz klappt zurück, der andere geht hoch. Er ist ähnlich eingerichtet. Die Tasten sind mit Nummern gekennzeichnet.

„Eins" morst, dass der Andrang mittelmäßig sei, „Drei" und „Vier" melden nur Bereitschaft.

Der Mann im Frackmantel tickt am Taster einen kurzen Befehl. Dann hält der Wagen. Die beiden Insassen steigen aus und betrachten den Garten, der das Wohnhaus Meunions rings umfasst. Das Auto aber fährt weiter.

Am rückwärtigen Eingang des Hauses spricht eben ein Bote auf einen Diener ein, der ihn abzuweisen sucht. Doch in dem Augenblick, wo die Neuankommenden vor den Eingang treten, sinkt der Diener bewusstlos zu Boden. Delta, der „Bote" hat den betäubten Diener zu bewachen.

Im Innern des Hauses ist das Klingeln des Fernsprechers zu hören.

„Horch! Das Telefon?", fragt Gibba kurz.

„Ist an uns angeschlossen.", beruhigt ihr Begleiter.

Der Anruf hat den Großindustriellen Meunion in sein Arbeitszimmer gerufen. Lässig setzt er sich an den Schreibtisch dicht neben dem Fenster. Kaum nimmt er den Hörer in die Hand, als etwa einen Meter vor ihm ein Geschoss, von unsichtbarer Hand durchs offene Fenster geschleudert, mit schwachem Knall zerbirst. Dichtgrauer Qualm quillt hoch und verbreitet sich mit unheimlicher Schnelligkeit im Zimmer.

Was ist das? Der Großindustrielle will aufspringen, aber seine Glieder versagen. Nur ganz langsam vermag er sich zu rühren. Sein Bewusstsein indes schwindet nicht. Der Kopf bleibt völlig klar.

Ebenso schnell verflüchtigt sich der graue Qualm. Hinter der weichenden Nebelwand steht ein Mann, dessen volles braunes Haar weit in die Stirn fällt.

Das Gesicht ist grauenerregend, ist nur eine rosige und gänzlich unbehaarte Hautfläche, in der Augen, Nase und Mund fehlen. Und trotzdem bewegt sich und spricht dieses unheimliche Wesen wie jeder normale Mensch auch. Die breiten Schultern des Unbekannten hängen leicht nach vorne. Der kräftige Körper steckt in einer zinnoberroten Litewka und in einer schwarzen Gamaschenhose, die seitlich unterhalb des Knies zugeknöpft ist. Um die Schultern hängt ein weiter, schwarzer Frackmantel. Die Hände stecken in silberhellen Wildlederhandschuhen und den Kopf bedeckt ein Barett. Es ist der Mann ohne Gesicht.

Meunions Antlitz wird aschfahl. Seine Lippen bewegen sich schwer und vermögen keine Worte zu formen. Nur ein krächzendes Geräusch dringt aus seinem verzerrten Mund. Glasig stieren die Augen in unsagbarer Angst.

„Beruhigen Sie sich, Monsieur Meunion, es ist nicht das Kampfgas, welches Sie herstellen lassen. Die Lähmung geht vorüber."

Zwischendurch tritt Gamma ein und berichtet:

„Nur noch die Köchin. Ich habe sie einschlafen lassen."

Das Gesicht, das kein Gesicht ist, fängt wieder zu sprechen an:

„Monsieur Meunion! Ihr Diener ist bewusstlos, Ihre Köchin betäubt. Sie selbst sind gelähmt. Am anderen Ende Ihres Telefons sitzt mein Freund Alpha. Wenn ich Sie jetzt wieder verlasse, wird mein Freund Beta noch mal eine Nebelgranate in Ihr Zimmer schleudern, um Sie an unüberlegten Eingriffen in meine Pläne zu hindern. Dann sind Sie wieder frei!"

Der Großindustrielle atmet erleichtert auf. Er fühlt sein Leben außer Gefahr.

„Gamma, löse ihm die rechte Hand!"

Gibba Marin entnimmt ihrer Handtasche ein Fläschchen, träufelt einige Tropfen auf die rechte Hand Meunions und verreibt die bräunliche Flüssigkeit.

Kaum fühlt der Industrielle, dass sich sein Unterarm und seine Finger wieder bewegen lassen, da beginnt sein Mut zurückzukehren. Aufmerksam besieht er sich „Gamma".

Die Stimme des Eindringlings fährt fort:

„Nehmen Sie aus Ihrer Schublade das Scheckbuch für den Credit Lyonnais, aber lassen Sie Ihre Pistole liegen. Sie ist übrigens nicht mehr geladen."

Verführt durch die Bewegungsfreiheit im rechten Unterarm, versucht Meunion sich zu einem Protest aufzuraffen, aber noch erstirbt seine Stimme in unartikulierten Lauten.

Meunion gehorcht.

„Schreiben Sie einen Scheck für mich über zwei Millionen Francs!"

Entsetzt starrt der Industrielle den Mann im schwarzen Frackmantel an.

„Ich bin zwar auf Ihre Unterschrift nicht angewiesen", erklärt zynisch der Mann ohne Gesicht. „Ich besitze das nachfolgende Blatt Ihres Scheckbuches mit einer nicht zu erkennenden Fälschung Ihres Namenszuges, doch ziehe ich echte Unterschriften vor. Schreiben Sie!"

Noch einmal will sich der Überfallene dagegen sträuben, sinkt jedoch abermals kraftlos in seinen Stuhl zurück.

Der Mann ohne Gesicht zieht gelassen eine goldene Uhr aus der Hosentasche.

„Es ist 16 Uhr 30. In zwei Minuten verlasse ich das Haus mit dem Scheck, Monsieur! Mit zwei Millionen Francs können Sie Ihr Leben aus meiner Hand zurückkaufen. Habe ich deutlich genug gesprochen?"

Meunion ist kein Held. Er stellt den Scheck über die geforderte Summe aus, deren Verlust ihn schmerzt, aber nicht ruinieren kann. Der Mann ohne Gesicht löst das Papier aus dem Heftchen und steckt es zu sich. Dann gibt er mit dem kleinen Sender in seiner Manteltasche ein Tickerzeichen.

Kaum hat der Unheimliche die Tür hinter sich zugezogen, als mitten im Zimmer wieder eine Patrone zerknallt. Dicker grauer Rauch liegt wieder in dem Raum. Meunions Hand ist wieder unbeweglich wie der übrige Körper.

Mit dem Ticker hat der Mann ohne Gesicht seinen Wagen herbeigerufen. Im Vorbeirollen steigen die beiden ein und fahren geradewegs zum Credit Lyonnais.

Dort steigt Gibba aus, um sich in die Schalterhalle zu begeben. Nummer Eins zieht vor ihr die Botenmütze und schreitet hinter ihr her an den Scheckschalter.

Nummer Zwei steht am Schalter und streitet lebhaft mit dem Beamten, um sofort zurückzutreten, als Gibba den Scheck vorweist.

Erwartungsgemäß ruft die Bank den Großindustriellen in seiner Wohnung an, wenn auch große Zahlungen bei Meunion keine Seltenheit sind. Die Bank bekommt eine Unbedenklichkeitserklärung, denn Alpha übte sich lange genug in der Nachahmung der Stimme seines einstigen Chefs.

In Begleitung des Boten, der die Mappe mit den Tausend-Francsnoten an den Wagen trägt, verlässt Gibba die Bank.

*

Etwa um 17 Uhr 15 erwacht Meunions Diener aus seiner Betäubung. Was ist denn geschehen? Noch völlig verwirrt wankt er zum Arbeitszimmer seines Herrn. Kurz bevor er die Klinke niederdrücken will, hört er im Kellergeschoss einen Schrei. Dort ist die Köchin wieder zu sich gekommen. Sie hetzt die Treppe hoch, so schnell die Beine sie tragen und eilt gleichfalls auf das Arbeitszimmer Meunions zu. Vorsichtig öffnen sie und der verstörte Diener die Türe. Am Schreibtisch versucht eben der Gelähmte die freiwerdenden Glieder zu regen.

„Wo warst du, Jean?"

Mühsam entringen sich die Worte dem Munde Meunions.

„Ein Mann mit einer schwarzen Larve ...", stottert der Diener, wird aber von seinem Herrn unterbrochen.

„Nicht ein Mann ohne Gesicht?"

Verdutzt starrt Jean den Industriellen an, der begierig auf eine Antwort wartet.
Aber Jean wird dadurch nur noch verwirrter. Hat sein Herr etwa den Verstand
eingebüßt? Ein Mann ohne Gesicht? Eine verrückte Idee! Der alte Jean liest
keine Zeitungen und ist kein Schwätzer. Er weiß nichts von dem
geheimnisvollen Wesen, das Paris in Angst und Schrecken versetzt.
Jetzt schüttelt er nur ungläubig den Kopf und sieht seinen Herrn prüfend an, so
dass Meunion an seiner Erinnerungssicherheit zu zweifeln beginnt.
„Wir müssen auf jeden Fall die Sûreté sofort verständigen. Und nichts berühren,
Jean und auch du, Lise!"
Die alte Köchin findet noch immer kein Wort. Auch auf diesen Befehl hin
spricht sie keine Silbe. Sie ist ganz verwirrt und nickt nur heftig mit dem Kopf.
Meunion hebt den Hörer ab, aber der Apparat bleibt stumm.
„Die Leitung ist unterbrochen. Jean, du musst sofort die Polizei rufen."

*

Cliquots Nachfolger ist ein junger Beamter, der sich schon manche Lorbeeren
geholt hat. Jetzt bietet sich ein neuer Fall an, einen weiteren, sogar größeren
Erfolg seinen früheren anzureihen.
Inspektor Reymond unterschätzt seinen Gegner nicht. Auf dem Weg zu
Meunions Villa lässt er sich von dem Diener berichten und erkennt nur allzu
bald, dass Moul, der Mann ohne Gesicht wieder am Werk gewesen ist.
Kurz ist sein Gruß an Meunion. Diener und Köchin schickt er weg. Dann
unterbindet er den einsetzenden Redestrom des Überfallenen.
„Ist dieser Bogen Papier hier schon gelegen, ehe der Eindringling das Zimmer
betrat?"
Meunion will den Bogen Papier ergreifen, der an der Ecke des Schreibtisches
liegt und von ihm noch gar nicht beachtet worden ist. Doch Reymond verwehrt
es ihm.
„Sie haben ihn also noch nicht gesehen und daher auch noch nicht berührt? Um
so besser. Wir wollen sofort unseren Chemiker rufen. Es ist das erste Mal, dass
wir das übliche Dokument als erste in die Hand bekommen."
„Das Telefon ist unterbrochen, Monsieur Reymond, mein Diener wird Ihren
Auftrag erledigen."
Jean eilt aufgeregt aus dem Haus.
„Und nun eine sehr wichtige Frage, Monsieur Meunion. Sie sind der
Überzeugung, dass Ihre Sinne während des Überfalls nicht etwa getrübt
waren?"
„Nein, ganz bestimmt nicht. Ich habe mir die Beiden sogar sehr genau
angesehen."
„Die Beiden?"
„Ja, kurz nach dem Manne kam noch eine Dame ins Zimmer ..."

„Rötlich blonde Haare?"

„Stimmt!"

„Auffallende Sommersprossen im Gesicht?"

„Sehr richtig! Und auf den Wangen ein auffallend hektisches Rot!"

„Letzteres ist neu."

„Und Sie kennen diese Person?", forscht überrascht Meunion.

Der Beamte überhört die Frage und setzt das Verhör fort.

„Wurde die – sagen wir einmal – Dame auch von dem Manne angesprochen? Wurde sie Gibba genannt?"

„Nein, Gibba verstand ich nicht, sondern Gamma."

„Gamma, hm? Dann hat vielleicht damals der Bürodiener Gibba statt Gamma verstanden.", meint Reymond mehr zu sich. „Sie hörten also ganz deutlich Gamma?"

„Jawohl! Und Gamma rieb mir auch meinen Arm ein, um ihn wieder beweglich zu machen."

„Später, Monsieur, später! Zunächst noch andere Fragen! Bleiben wir bei Gamma! Sie haben sie trotz allem genau betrachtet?"

„Ich sagte mir, ich müsste sie doch beschreiben können."

„Glauben Sie Monsieur, dass die Haare echt waren? Nicht etwa gefärbt?"

„Wenn sie gefärbt gewesen wären, so hätte ich das erkannt. Schließlich bin ich ja Chemiker."

„Also, echtes rotblondes Haar?"

„Ich bin überzeugt!"

„Und die Sommersprossen? Waren die nicht etwa aufgemalt?"

„Auch das hätte mir auffallen müssen. Ich habe sehr genau hingesehen. Nur das hektische Rot. Ja, das konnte vielleicht aufgetragen sein."

„Schade! Denn gerade diese Krankheit sieht oft unecht aus und ist doch wirkliche Blutfarbe. Und Gamma hieß sie, Gamma? Na, schön! Jetzt zu der Person des Mannes!"

Meunion gibt eine deutliche Beschreibung dieses unheimlichen Gastes. Er schildert das Aufquellen und das plötzliche Verschwinden des Nebels, hinter dem der Mann ohne Gesicht auftauchte. Bewegungen und Sprache seien durchaus normal gewesen. Körperhaltung, Kleidung, alles habe mit den Angaben früherer überfallener Opfer übereingestimmt.

„Und Sie sind auch der Meinung, dass der seltsame Gast nicht etwa eine Larve vorgebunden hat? Sie haben keine Sehschlitze beobachtet? Die Stimme klang nicht wie durch einen Schleier hindurch?"

Nichts von alledem hatte Meunion wahrnehmen können. Das war ja gerade das Unheimliche, dass das Gesicht nicht etwa hinter einer Larve verborgen schien. Das wäre erschreckend aber nicht unheimlich gewesen, denn man hätte sich dahinter einen normalen Menschen denken können. Aber dieser Mann ohne

Gesicht musste allem Anschein nach sehen, ohne Augen zu haben und sprechen, ohne einen Mund zu haben.

Meunion zieht schweigend die Schultern hoch. Er kann es nicht erklären.

„Aber einen Mund muss dieser Mann doch haben!", ereifert sich der Beamte.

„Er muss doch essen. Atmen kann man vielleicht durch die Haut oder die Ohren, was weiß ich? Aber essen und trinken, Monsieur Meunion!"

Es klopft an der Türe. Der Diener meldet den Chemiker.

„Ah, vielleicht bringt er uns einen Schritt weiter. Monsieur Meunion, Sie sind ja auch Chemiker! Darf ich die Herren bekannt machen."

Zum ersten Mal ist ein Papierbogen von dem Mann ohne Gesicht vorgefunden worden, der das gefürchtete Zeichen noch nicht trägt.

Reymond berichtet dem Industriellen. Wo bisher der Mann ohne Gesicht auftrat, ließ er stets ein leeres Blatt Papier zurück. Nahm man aber das Papier zur Hand – und das war leider bisher immer geschehen – so erschien auf dem Bogen das Zeichen des Mannes ohne Gesicht, vier nach abwärts gestaffelte, kettenförmig ineinander verschlungene Buchstaben: M O U L. Was das zu bedeuten hat, kann niemand sagen. Die Kriminalisten nehmen aber an, dass es ein Deckname ist. Und darum nennen sie auch den Mann ohne Gesicht kurz Moul.

„Wir wollen zunächst einmal mit einer gegen Wärme isolierten Schere das Blatt zerschneiden, um damit verschiedene Versuche anstellen zu können. Sicher scheint, dass sich die unsichtbare Tinte nach Einwirkung von Körperwärme sichtbar macht. Das wäre an sich keine Hexerei," erklärt der Chemiker, „aber wir können keine einzige der uns bekannten Tinten aus der sichtbar gewordenen Schrift nachweisen."

Die beiden Chemiker verhüllen mit Tüchern den Mund wie operierende Ärzte, um nicht durch ihren Atem die Färbung herbeizuführen. Mit einer stark gekühlten Pinzette erfassen sie das Papier, um mit einer ebenso kalten Schere das Dokument zu durchschneiden.

Aha! Die Annahme mit Atem- oder Körperwärme stimmt. Der Name erscheint nicht. Nun haben sie vier Versuchsstücke, wenn wie bisher die Schrift des Namens sich über das ganze Blatt hinzieht.

Erst ein Verdunkelungsversuch! Nichts. Vor der Entwicklung zeigt das Blatt nicht die Phosphoreszenzerscheinung wie nachher.

Immer neue Tropfen und Pülverchen werden auf nochmals zerkleinerte Stücke Papier gebracht. Aber es zeigt sich nichts. Der Chemiker legt ein Stückchen auf eine eingeschaltete elektrische Birne. Nichts! Noch ein anderes Stückchen! Wieder kein Ergebnis.

Die Chemiker sehen sich ratlos an. Nun haben sie das Papier in Flüssigkeiten gelegt und künstlich erwärmt. Das Papier aber zeigt keine Reaktion. Endlich fasst der Polizeichemiker ein Stück mit der ungeschützten Hand an und langsam wird der Teil eines M deutlich. Ein anderes Stück haucht er an und der

Übergang vom O zum U wird schon schneller erkenntlich. Die letzte Ecke des L zeigt sich fast augenblicklich, als Atem und Hand gleichzeitig darauf einwirken.

„Verstehen Sie das, Monsieur Meunion?"

Der zuckt nur die Schultern.

Ein Assistent, der den Diener und die Köchin vernahm und außerdem sorgfältig nach Spuren suchte, meldet sich bei Reymond. Das Verhör der beiden Hausangestellten hat nichts erbracht. Ebenso sind nirgends Spuren zu entdecken.

Monsieur Meunion, der Polizeichemiker und Inspektor Reymond stehen vor einem Rätsel. Moul hatte wieder einmal ganze Arbeit geleistet.

Kapitel 2

Auteuil, der Rennplatz von Paris. Auteuil, die große Modeschau. Auteuil das gesellschaftliche Ereignis. Auteuil ...

Was ist Auteuil?

Für jeden etwas besonderes.

Für den Grandseigneur und den emporgekommenen Börsianer eine Selbstverständlichkeit, für den Francais moyen, den gut situierten Bürger eine noble Gewohnheit, für den Jüngling mit der zu kurz gewordenen langen Hose und für das Schreibfräulein im billigen Fähnchen die Erfüllung eines Wunschtraumes. Für den Spieler von Passion eine Chance, für den Snob ein Bedürfnis und für die mondäne Frau ein Rahmen.

Zwei junge Besucher mustern die Ankommenden.

„Schau, dort den fabelhaften Cadillac!"

„Einer von den 5 oder 6 schweren Wagen Lamentiers", erwidert gelassen der junge Mann.

Die lichtgrüne Limousine mit der Silberfassung fällt selbst hier auf. Der Fahrer des Wagens und der Diener neben ihm sind gleich gekleidet. Weiße Sportmütze mit eckigem Schild, beigefarbener Rock im Ulankaschnitt mit silbernen Fangschnüren zur linken Schulter, die Knickerbocker in bräunlich glattem Flanell, und einen Ton dunkler die Strümpfe, während die Schuhe wieder die gleiche Farbe wie die Hosen aufweisen.

Noch im Anrollen springt der Diener ab und überquert hinter dem Wagen die Fahrbahn. Dann öffnet er die breite Türe des Fahrzeugs und schlägt zur Erleichterung des Ausstiegs ein Stück des Daches zurück.

Ein mit erlesener Eleganz gekleideter Herr steigt aus der Limousine. Ein grauer Turfzylinder bedeckt den Kopf. Der graue, leicht gemusterte Gehrock ist tadellos in die Taille gearbeitet. In der Hand pendeln helle Handschuhe und das kakaobraune Futteral des Feldstechers. Der Herr reicht seine Rechte galant der Dame, die hinter ihm dem Wagen entschlüpft.

Der stattliche Mann mit dem gut geschnittenem Gesicht und dem leicht federnden Schritt ist Georges Lamentier, Bankier und Führer einer starken Finanzgruppe. Seine Freundin, Germaine Crayon, die sich gerne als Madame Lamentier ansprechen lässt, ist eine bildschöne Frau, graziös und von vollendeten Formen. Sie trägt ein gelbes, weitglockiges Seidenchiffonkleid mit großen Blumen und vielen Volants. Unter einem hellen Florentinerhut quillt das Dunkelblond ihrer Locken hervor.

Sofort umringt ein Kreis von Bewunderern und Verehrern die beiden.

Noch ehe sie ihre Plätze erreichen, wird das erste Feld abgelassen.

Tausende von Menschen starren unverwandt auf die Bahn.

Als die Reiter in die Gerade kommen, liegt „Crignol" klar in Front.

Georges Lamentier hebt mit lässiger Gebärde den Feldstecher. Dann wendet er sich lächelnd zu Germaine.

„Du verdienst nicht unter 10.000, mon Cherie!"

„Ich?"

„Ja, ich habe für dich auf „Crignol" gesetzt."

Germaine Crayon dankt mit leichtem Kopfnicken und einem feinen Lächeln, ohne ihr Gespräch mit einer Freundin auch nur für Augenblicke zu unterbrechen.

Die Pause bringt eine leichte Entspannung. Man plaudert und erörtert die Aussichten in den nächsten Rennen.

Charles Redrigue ist heute keinen Schritt von dem Finanzmann gewichen. Für ihn hat das Rennen keinen anderen Zweck, als Lamentier in einer günstigen Minute anzutreffen.

„Georges, ich habe für dich eine kleine Überraschung."

„-?"

„Man will dich mit der Rosette der Ehrenlegion auszeichnen."

Eigentlich bei einem Manne wie Lamentier nichts besonderes. Überraschend nur deshalb, weil der Finanzmann noch nicht einmal das 30. Lebensjahr überschritten hatte.

„Wer will ...?"

„Der Minister hat mich ... ich will nicht sagen ... beauftragt. Es ist da nur ... du weißt ... irgend ein besonderes Verdienst, eine Stiftung ..."

Lamentier schmunzelt vor sich hin. Wahrlich, ihm brauchte man mit solchen Dingen nie lange in den Ohren zu liegen. Er hatte oft genug schon namhafte Spenden gegeben.

Um so mehr aber ist Redrigue erstaunt, als er jetzt eine ganz unverblümte glatte Absage erhält.

„Nein, mein lieber Charles! Daraus wird nichts."

Eine Handbewegung unterstreicht Lamentiers Ablehnung.

„Ja, aber du kannst doch nicht den Minister vor den Kopf stoßen, Georges. Das ist doch nicht ..."

„Will ich auch gar nicht. Wenn du für irgend eine gute Sache Geld haben willst, so lasse mich es wissen und du bekommst einen Scheck. Aber ich will mir nicht mit Geld die Rosette der Ehrenlegion erkaufen. Verstehst du? Ich müsste sie ablehnen, wenn diese Stiftung dazu der Anlass wäre."

„Na ja, eine hübsche Geste. Georges, das muss man dir lassen."

„Oh nein, mein Lieber. Mein voller Ernst. Wenn man mir schon die Ehre erweisen will, so will ich sie mir verdienen. Schecks auszufüllen ist für Leute, die mehr Geld haben als sie verbrauchen können, kein Verdienst, mein lieber Charles!"

Redrigue will weitersprechen. Er weiß sich bereits am Ziel. Es gilt nur noch die Formel zu finden und das ist für ihn, den Deputierten, keine Schwierigkeit. Aber er bricht augenblicklich die Verhandlung ab, als neue Freunde Lamentiers hinzukommen, um dem immer gut informierten Finanzmann um Tipps für das nächste Rennen auszuholen.

Erst nachdem eines der Pferde aus seinem Stall als erstes das Ziel durchlaufen hat, ist Lamentier wieder für den Vertrauten des Ministers zu sprechen.

„Georges, du musst mir mein Amt nicht zu schwer machen. Wie sage ich es meinem Minister?"

„Es bleibt dabei! Ich will es mir ehrlich verdienen."

Der Präsident der Pariser Sûreté geht grüßend an der Loge des Finanzmannes vorbei.

„Der hat auch Sorgen, schwere Sorgen. Die Öffentlichkeit ist unzufrieden mit ihm", kommentiert Charles Redrigue.

„Der Mann ohne Gesicht macht ihm eben schwer zu schaffen!", gibt lachend einer der Umstehenden zurück.

Dem Dritten fällt ein Vierter ins Wort:

„Müsste man nicht Angst vor ihm haben, man könnte fast Achtung vor ihm empfinden."

„Wenn er selbst schon unter ehrlichen Bürgern Freunde hat ... oho! Die Polizei hat es wirklich nicht leicht."

Wieder der Erste:

„Es wäre wahrhaftig eine Tat, wenn einer diesen Schurken unschädlich machen würde."

„Charles, Charles!"

Lamentier sucht den Vertrauten des Ministers, der sich mit einer Gruppe höherer Beamten in der Nähe unterhält.

Der Finanzmann zieht den Deputierten Redrigue ein wenig zur Seite. Sie streifen ein wenig zwischen den Menschen umher, die von tippsüchtigen Einzelgängern umlauscht, das nächste Rennen besprechen.

„Hast du etwa deinen Sinn geändert, Georges? Es sollte mich wirklich freuen."

„Nein, mein Lieber, aber ich habe einen großartigen Einfall!"

„Da bin ich aber neugierig!"

„Also, pass auf! Ich will die Republik von ihrem größten Schädling befreien. Großartig, was?"

Das findet nun Charles durchaus nicht, wenn er auch im Augenblick nicht recht weiß, wen sich der Finanzmann unter dem größten Feind der Republik vorstellt.

„Hm, ja! Wen meinst du damit?"

„Ich sage dem „Mann ohne Gesicht" den Kampf bis zur Vernichtung an. Ich werde mir die besten Detektive heranholen. Aber ich werde natürlich die Oberleitung der Aktion in meiner Hand behalten."

Dem Deputierten kommt dieser Vorschlag des Finanzmannes ebenso überraschend wie ungelegen.

Der Minister des Innern wollte doch Lamentier mit der Rosette der Ehrenlegion auszeichnen. Und dieser naive Lamentier bedenkt wohl gar nicht, dass er mit seinem Plan eigentlich darauf ausgeht, die Pariser Sûreté gründlich zu blamieren. Und dabei untersteht doch das Polizeiwesen dem Minister des Innern. Nein, nein! Davon muss Lamentier abgebracht werden.

Aber Charles Redrigue kennt seinen Freund noch zu wenig. Hatte der sich einmal eine Marotte in den Kopf gesetzt, so hielt er stur daran fest, auch wenn sie kostspielig oder unvernünftig ist. Gerade das stärkt sein Selbstbewusstsein, dass er sich den teuren oder unsinnigen Unfug leisten kann.

Der Vertraute des Ministers ist peinlich berührt. Es gibt da nur einen Weg. Er muss sich noch heute den Scheck sichern und ihn dem Minister mit der Erklärung übergeben, dass der Spender vorerst nicht genannt sein wolle.

Dem großherzigen Stifter würde er schon beizubringen wissen, dass er im Interesse der Öffentlichkeit, des Vaterlandes ... na, das würde sich dann schon finden.

Der gewandte Parlamentarier lächelt bereits wieder. Er glaubt, einen Weg gefunden zu haben.

*

Der Privatsekretär Lamentiers, Raoul Largny, ein Mann von glatter Höflichkeit und sicherer Gewandtheit in allen geschäftlichen Dingen, hat seinem Chef eben die Post gebracht.

Der Finanzmann ist in die Morgenzeitung vertieft. Die Beine übereinandergeschlagen, sitzt er in einem auf vier starken, zähen Federn ruhenden Stuhl, dessen Lehne aus einem grün gefärbten Kautschukstab gebogen ist. Sein Schreibtisch besteht aus einem Stahlgerüst, auf dem eine rote Presskorkplatte liegt. Die Wände des Schreibtisches sind unzerbrechliches und undurchsichtiges Kristallglas von edlem Schliff. Ungemein sachlich sieht sich das an.

Dazu will die ungestüme Impulsivität des Chefs gar nicht recht passen.

„Hören Sie mal, Largny!"

Der Sekretär nimmt bereits seinen Notizblock zur Hand.

„Nichts Geschäftliches, mein Lieber! Sie haben wohl noch nicht das neueste Attentat auf die Creditbank gelesen? Der Überfallene, der Wächter der Schatzkammer sagt aus – ein Interview mit ihm! Geben Sie acht, Largny: „Mein Kollege kam in die Schatzkammer und teilte mir mit, dass das Geld für New York abgeholt würde. Der Panzerwagen sei eben vorgefahren. Ich begab mich dann zu einem Tisch, auf dem ich die Summe bereit gerichtet hatte. Plötzlich drehte ich mich um und hinter mir stand ein Mann, dem kräftiges braunes Haar weit in die Stirn fiel. Die Stelle des Gesichts nahm eine rosige, gänzlich unbehaarte Hautfläche ein." Largny, das ist wieder der Mann ohne Gesicht, das ist Moul. Natürlich wurde der Wächter unschädlich gemacht. Das Geld ist verschwunden. 15 Millionen Dollars, Largny, was sagen Sie dazu?"

„Nun, einmal wird es der Polizei wohl gelingen, den Verbrecher habhaft zu werden, glauben Sie nicht auch, Monsieur Lamentier? Dem Burschen ist zuzutrauen, dass er auch noch unser Bankhaus heimsucht und um einige Millionen erleichtert. Man muss auf der Hut sein, Monsieur Lamentier!"

„Ja, mein lieber Largny, leider versagt unsere Sûreté immer in den wichtigsten Fällen. Dieser Moul spielt mit ihr, wie er will. Der Moul mit seiner rotblonden Gibba oder Gamma. Natürlich war sie auch wieder dabei. Sommersprossen hat sie im Gesicht. Ein merkwürdiger Geschmack dieses Mannes ohne Gesicht. Nun freilich, er scheint ja auch gerade keine Schönheit zu sein. Zu unserer Polizei jedenfalls habe ich gar kein Vertrauen. Sie müsste ihm längst das Handwerk gelegt haben."

Der Privatsekretär gibt mit stummen Verbeugungen immer wieder der Übereinstimmung seiner Ansichten mit denen seines Chefs Ausdruck. Er ist immer mit dessen Meinungen einverstanden.

„Natürlich!", oder „Ganz selbstverständlich!" Das sind seine Antworten, wenn er einmal sein Schweigen bricht.

Heute wundert er sich über die außerordentliche Lebhaftigkeit des Chefs. Dabei ist doch ansonst Lamentier die unerschütterliche Ruhe selbst.

„Largny, finden Sie nicht, dass hier einmal eine andere Macht eingreifen müsste, die nicht mit der Bürokratie der Polizei belastet ist? Eine ganz moderne Methode müsste gegen diesen Menschen angewandt werden."

„Ja, ja, natürlich!"

„Halten Sie es nicht auch für einen hervorragenden Verdienst um die Republik, wenn jemand es sich zur Aufgabe macht, zusammen mit den besten Detektiven, diesem Moul das Handwerk zu legen?"

„Aber gewiss!"

„Nun, Largny, hören Sie: Ich bin es, der Moul zur Strecke bringen will."

Der Mann in seinem schwarzen Lüsterjackett ist wohl daran gewöhnt, dass sein Chef zuweilen Bankaufträge erteilt, die gegen alle Gepflogenheiten verstoßen. Aber Largny nimmt sie längst hin, ohne darüber zu grübeln. In diesen Dingen ist sein Herr genial. Sie glückten fast immer. Wagt sich aber jetzt der Finanzmann mit einem Mal nicht auf ein völlig fremdes Gebiet? Das ist ...

Largny verschlägt es die Stimme.

„Und Sie, Largny, müssen mir dabei zur Seite stehen."

Zu einem Widerspruch bringt es Largny nicht. Er verzichtet nur auf ein zustimmendes Wort. Mechanisch aber macht der Oberkörper eine leichte Verbeugung.

„Oder haben Sie Angst? Nein? Ich will natürlich nicht, dass Sie den Verbrecherjäger spielen. Schließlich sind Sie verheiratet, mein Lieber und haben ein kleines Töchterchen. Ich meine nur, dass Sie mir helfen sollen, die rechten Leute dafür zu finden."

„Sehr wohl, Monsieur Lamentier, sehr wohl!"

Largny ist es schon bedeutend leichter ums Herz. Sein Mannesmut erschöpft sich im täglichen Kampf mit den Zahlen. Das genügt ihm.

„Ich will die besten Detektive des Kontinents zusammenrufen und sie hinter dem geheimnisvollen Monsieur Moul herhetzen."

Im Bewusstsein wachsender Sicherheit gegen die Bedrohung, versichert beherzt der Sekretär, dass er umgehend die Anschriften ermitteln werde. Das war eine Aufgabe für ihn. Darin verstand er seinen Mann zu stehen.

„Einen kenne ich persönlich, Largny, den brauchen Sie gar nicht einzuladen. Monsieur Breuil wird mir bestimmt zur Verfügung stehen. Ich will ihn gleich selbst anrufen. Ja, lassen Sie die Post nur! Die Republik hat jetzt das erste Recht an uns, Largny!"

*

Im Konferenzsaal seines Bankhauses hat Georges Lamentier wenige Tage später ungewohnte Gäste versammelt.

Schon in ihrem Äußeren weichen sie erheblich von den üblichen Besuchern ab, die meist wohlbeleibt und gewichtig auf den Stühlen sitzen und in Zahlen sprechen.

Drei Gruppen bilden die Geladenen, ehe Lamentier in Begleitung seines Privatsekretärs den Saal betritt.

Herzlich begrüßt der Finanzmann Breuil, der mit einem Stab von zwei Herren und einer Dame erschienen ist. Während er Breuil die Hand schüttelt, begnügt er sich bei den Leuten von Breuils Stabe mit einer förmlichen Verbeugung.

Die zweite Gruppe führt der Italiener Daniele Bianco. In seinem Gefolge befinden sich zwei Herren mit kräftigen Habichtsnasen, zwei Vettern, wie der Maestro erläutert.

Die dritte Gruppe zählt eigentlich nur einen einzigen Mann, einen Engländer. Blonde Haare krönen ein energisches Gesicht. Der Körper ist schlank aber kräftig. Es ist Mc Connell, der Meisterdetektiv.

„Wo haben Sie Ihre Leute?", fragt Lamentier.

„Monsieur Lamentier! Überlassen Sie bitte die Methode mir! Erst muss ich wissen, was meine Aufgabe ist. Danach erst suche ich mir meine Helfer."

Lamentier tut so, als habe er die Antwort überhört und bittet die Erschienenen Platz zu nehmen. Ein Diener reicht Zigarren und Zigaretten. An jedem Platz liegen Papier und Bleistift.

Lamentier lässt sich von seinem Sekretär den Akt vorlegen, in dem alle Zeitungsnachrichten und alles, was sonst zur Sache Moul gehörte, gesammelt sind.

Die Ausschnitte werden über den ovalen, polierten Nussbaumtisch nach allen Seiten ausgeteilt.

„Ich nehme an, meine Herren, die Persönlichkeit des Mannes, den ich zur Strecke bringen will, ist Ihnen so bekannt wie mir."

Breuil nickt zustimmend. Bianco rühmt sich gleichfalls der bereits eingezogenen Erkundigungen. Nur Mc Connell, der Engländer, macht Einwendungen.

„Soweit mir bis jetzt bekannt ist, konnte noch niemand feststellen, wer denn eigentlich dieser Mann ohne Gesicht ist. Lediglich die Überfallenen, denen er gegenübertrat, konnten eine Beschreibung von seiner Person geben. Aber bis jetzt hat noch niemand außerhalb der Tatorte einen Mann ohne Gesicht gesehen. Und es müsste doch, denke ich, auffallen, wenn man so einen Menschen auf der Straße trifft."

Das ist eine lange Einleitungsrede, wie sie sonst nicht Mc Connells Art ist. Wenn er ausführlich sprach, so meist nur über den erzielten Erfolg. Diesmal sieht er sich einer Anzahl Konkurrenten gegenüber, von denen er gleich im vornherein Abstand nehmen will.

Lamentier erkennt sofort diese Absicht. Er ist zweifellos ein guter Menschenkenner. Mit ein Grund seiner Erfolge! Ebenso fühlt auch er den Unterschied zwischen dem Italiener und dem Engländer. Breuil, seinen Freund nimmt er freilich aus diesem Vergleich aus.

„Ihren Ausführungen kann ich nicht widersprechen, Mister Mc Connell. Wir kennen tatsächlich nicht die Person, sondern nur die Erscheinung des Moul."

Bianco, der zwar tatsächlich noch nicht mehr weiß, als was in den Zeitungen stand, gebärdet sich trotzdem, als sei er bereits völlig im Bilde. Aber er spricht nicht. Breuil hält sich überhaupt zurück. Und Mc Connell ist der Ansicht, dass schon genug der Worte verschwendet worden sind. Er gibt nicht viel auf den Kriegsrat, der hier aufgezogen wurde. Er will lediglich sondieren, wer ihm möglicherweise bei der Arbeit die Spur verderben könnte.

Darum ist es ihm angenehm, dass jetzt Lamentier eine Verteilung der Aufgaben vornimmt, wenn auch Mc Connell im vornherein entschlossen ist, sich nicht an diese stümperhafte Abgrenzung der Tätigkeitsgebiete zu halten.

Breuil bekommt den Sektor zugewiesen, in dem sowohl die Wohnung und das Bankhaus Lamentiers liegen, also Paris südlich der Seine. Er hat sich darum besonders beworben. Die nördlichen Stadtteile werden durch eine gedachte Linie vom Obelisk de Luksor auf dem Concordienplatz zur Kuppel von Sacre Coeur auf dem Montmartre zugeteilt. Den östlichen Teil erhält der Engländer zugeteilt. Mc Connell brummelt nur ein kurzes „Yes, Sir!" dazu, ohne auch nur auf den vor ihm liegenden Stadtplan einen Blick zu tun. Seine Gedanken gehen längst ihre besonderen Wege.

Kapitel 3

„Guten Morgen, alter Freund!"
„Servus, Mc Connell! Was führt dich nach Paris? Vergnügen oder Geschäft?"
Mc Connell schüttelt Sheppard, dem Agenten von Scotland Yard in Paris, herzlich die Hand.
„Diesmal ist es wirklich ein Geschäft und kein Vergnügen."
„Warst lange nicht mehr hier. Das letzte Mal, als wir in der Valenciabar die Spur des Perlenräubers ausmachten!"
Sheppard merkt seinem Freund an, dass er zu seinem neuen Fall noch herzlich wenig Lust hat. Aber die wird bei ihm sicherlich noch kommen, sobald er sich mit der Angelegenheit eingehender befassen wird.
Sheppard will zunächst seinen Freund nicht mit weiteren Fragen stören und so reicht er ihm seinen Tabaksbeutel, weil er weiß, dass Mc Connell eine Schwäche für echten ägyptischen Tabak besitzt.
„Wollen mal erst richtige Detektive spielen und uns die Pfeifen stopfen. Dazu noch einen kleinen Whisky zum Willkomm!"
Sheppards Behausung ist eine richtige Junggesellenwohnung, gemütlich aber ohne Gepflegtheit, die etwa Mc Connell in seinen eigenen Räumen Zuhause in London liebt.
Nach dem ersten Schluck sieht Sheppard den Freund und Kollegen erwartungsvoll an.
„Du wirst dir ja denken können, weshalb ich hier bin.", beginnt Mc Connell.
„Es ist dieser neue Pariser Unfug mit dem Mann ohne Gesicht. Mein Auftraggeber Lamentier würde besser tun, sich mit seinen Bankgeschäften zu befassen, statt seine Nase in Dinge zu stecken, von denen er herzlich wenig versteht."
„Warum so verstimmt? Pack aus! Macht dir wohl der Mann ohne Gesicht großen Kummer?"
„Ach was! Gut, man nimmt bei reichen Leuten in Kauf, dass sie Schrullen haben, aber das ist mir denn doch noch nicht vorgekommen, dass einer aus purer Laune Polizei spielen will. Wenn dieser Lamentier nicht ein so bekannter und routinierter Bankmensch wäre, könnte man sagen, er habe vielleicht seinen

Beruf verfehlt. Und dann einmal ganz wörtlich genommen, ist diese Geschichte mit dem Mann ohne Gesicht einfach ein aufgelegter Schwindel."

„Warum nicht?", gibt Sheppard zurück. „Es gibt doch zusammengewachsene Menschen, Leute mit vier Armen oder zwei Köpfen und dergleichen."

„Gewiss, die Natur hat oft die seltsamsten Launen, aber ein Mann ohne Gesicht? Nein, mein Freund! Übrigens ist das im Augenblick auch gar nicht so wichtig."

„Hast du schon irgendwelche Anhaltspunkte?", will Sheppard wissen.

Mc Connell verneint und berichtet dann von Lamentiers Kriegsrat und den versammelten Kriminalisten, die der Bankier zusammengerufen hat.

Sheppard kann es nicht unterlassen, Mc Connell damit zu hänseln, dass er sich diesmal einem Oberbefehl unterstellen müsse. Aber der Meister kneift nur pfiffig sein linkes Auge zu und Sheppard versteht.

„Hör gut zu, mein lieber Sheppard! Dieses neue kriminalistische Genie von einem Lamentier finanziert die ganze Sache, weil diesmal Scotland Yard kein Interesse an dem Täter hat. Und natürlich will der Herr Chef für sein Geld auch etwas haben. Es ist ein richtiges Theater. Im übrigen: Hast du Lust mitzumachen?"

„Mit dir gerne!"

„Außerdem brauche ich dich, um wirkungsvoller auftreten zu können. Die anderen, der Franzose und der Italiener haben bereits ihre Hilfskräfte mitgebracht. Also, abgemacht!"

Mc Connell zieht kräftig an seiner Pfeife, nimmt einen Schluck und fügt hinzu:

„Das wäre dann vorläufig alles."

Sheppard nickt und freut sich darauf, mit Mc Connell zusammen zu arbeiten. Denn dieser Meister unter den Kriminalisten zeichnete sich bisher nicht nur durch seinen hervorragenden Spürsinn aus, der die unwahrscheinlichsten Verstecke mit verblüffender Sicherheit fand. Er ist ebenso bekannt für die Folgerichtigkeit seiner Schlüsse, die er aus den gefundenen Tatsachen zu ziehen wusste.

„Du bist doch seit neuestem unserer Botschaft zugeteilt, Sheppard?"

„Natürlich stehe ich, wie man so sagt, in Diplomatischen Diensten." , ist die vergnügte Antwort.

„Dann sieh doch einmal zu, dass wir die polizeilichen Akten über die einzelnen Fälle des Täters über die Botschaft bekommen. Ich möchte zunächst nicht mit der Sûreté in Verbindung treten. Ich kann mir vorstellen, dass sie die Konkurrenz dieses Lamentiers als peinlich empfinden muss. Und darunter soll unsere Arbeit nicht leiden."

„Das leuchtet mir ein. Die Unterlagen kann ich dir beschaffen."

„Weiter ist dir nicht aufgefallen, dass die vier oder fünf Leute, die bis jetzt den Besuch des Täters empfangen haben, gerade dann überfallen wurden, wenn sie eine größere Zahlung erhalten hatten?"

„Ja, das ist richtig. Aber daran habe ich noch gar nicht gedacht. Das ist wieder einmal deine bekannte Vergleichsmethodik. Ich hätte längst suchen sollen, worin – besonders in Kleinigkeiten – sich die Fälle ähneln."

Mc Connell lässt diesen Selbstvorwurf nicht gelten.

„Dich ging ja die Sache bis jetzt nichts an. Aber wenn ich richtig im Bilde bin – Genaueres können wir erst aus den polizeilichen Akten erfahren oder auch nicht – dann haben die Überfallenen dieses Geld ja gar nicht Zuhause gehabt, denn es sind durchwegs in der breiten Öffentlichkeit bekannte Geschäftsleute. Die Ermordung des Kriminalbeamten schalte ich zunächst einmal aus, weil sie vom Standpunkt des Gauners aus nur eine Schutzmaßnahme gewesen ist. Cliquot scheint auf der Spur gewesen zu sein."

„Eine Lehre, Mc Connell, dass du dich verdammt vorsehen müssen wirst. Denn ich bin überzeugt, dass auch du diesem merkwürdigen Gentleman nicht verborgen bleiben wirst. Außerdem wird sich dein Auftraggeber bald genug deiner Person zur eigenen Verherrlichung bedienen."

„Na, lass gut sein, Sheppard.", wehrt Mc Connell ab und unterbricht sein Getändel mit dem Aschenbecher, der ein paar Sonnenstrahlen auffängt und gegen die Decke wirft.

„Auf meiner Suche nach parallelen Vorgängen kam ich auf den Gedanken, dass der Täter durch die gleiche Stelle jeweils informiert worden sein musste, wann eine größere Zahlung jeweils erfolgt ist. Wer weiß das?"

„Na, entweder die Stelle die einzahlt oder die Stelle, bei der die Beträge eingehen."

„So ungefähr rechne ich auch. Und wenn du nun erwägen würdest, wer bei den einzelnen Überfallenen die fragliche Zahlung geleistet und wer sie empfangen hat, so müsste es mit dem Teufel zugehen, wenn wir damit nicht einen Faden finden, der uns dem Ziele näher bringen könnte."

„Ich werde das sofort anpacken."

Mc Connell lehnt sich bequem im Stuhl zurück und streckt die Beine aus.

„Wenn du mir dabei einen Gefallen tun willst Sheppard, so frage die bisherigen Opfer nach ihren Bankverbindungen. Eventuell kannst du sie auf meinen späteren Besuch vorbereiten. Aber die Leute sollen jetzt nicht durch Fragen angeregt werden, selbst drauf los zu kombinieren und dann womöglich die Tatsachen mit Einbildungen zu verwechseln oder umgekehrt."

„Ich werde mich daran halten. Aber Mc ..."

„Was bedrängt dein Herz, alter Freund?"

„Ich weiß, du liebst es nicht, wenn man dir auch als Freund in die Karten guckt. Aber ich denke an den armen Cliquot und hätte daher ganz gern einen kleinen Wink, wo du dich in der Zwischenzeit herumtreibst. Gewiss nicht aus Neugier. Du kannst mir es unter Verschluss für den Notfall zu treuen Händen geben. Aber mir ist wohler, wenn ich weiß ..."

Mc Connell lacht herzhaft und unbekümmert vor sich hin. Er ist seiner Sache sicher wie immer, aber er versteht auch die Besorgtheit des Freundes.

„Sicherer als hinter Kleister und Siegel, mein lieber Sheppard, ist ein Geheimnis bei dir aufgehoben. Um dich zu beruhigen, so wisse, dass ich mich ein wenig in die kleine Gibba Marin verlieben werde – ausgesprochen dienstlich natürlich. Ich werde also zunächst einmal ihre Wege beobachten."

„Weißt du denn überhaupt, wo sie wohnt?"

„Dies zu erfahren ist meine erste Sorge gewesen."

„Du glaubst also nicht an ihre Unschuld in dieser Sache?"

Mc Connell wippt mit den Füßen. Das tut er stets, wenn er nach einer genauen Formulierung eines Gedanken sucht.

„Du kennst doch die Pariserinnen?"

„Ja, so ziemlich."

„Dann weißt du auch mit Sicherheit, dass sie nicht auf den Mund gefallen sind."

„Man sagt ihnen das nach, wenn es auch nicht sehr galant ist. Übrigens können das nicht nur die Pariserinnen."

„Das mag richtig sein. Also, Gibba Marin nahm sich auch vor Gericht kein Blatt vor ihren reizenden Schnabel. Sie spielte ihre Rolle als zungengewandte Pariserin recht gut. Ich sage „Rolle". Trotzdem beging sie einen Fehler. Denn gerade diese Frauen pflegen nämlich vor der hohen Obrigkeit, gar erst auf der Anklagebank nicht sehr mutig und unerschrocken aufzutreten."

„Ich verstehe."

„Deshalb glaube ich vielmehr, dass ihre Unerschrockenheit, ja Kaltblütigkeit, mit der sie den Richtern Rede und Antwort stand, einen anderen Grund hat. Ist es ein zu kühner Gedankensprung, wenn ich vermute, dass sie dem Täter ganz und gar hörig ist? Aus ihr sprach, wenn ich nicht irre, jener andere. Denn ihre Verteidigungstaktik war zu überlegt. Im Gefühl ihrer Unschuld wehrt sich eine Frau viel impulsiver."

Sheppard findet keine Erwiderung. Diese Ausführungen gehen schon auf ein Gebiet, auf dem er dem großen Meister nicht mehr zu folgen vermag. Das bedeutet nicht, dass er Mc Connell nicht verstehen würde, aber er selbst wäre nie zu solchen Kombinationen fähig. Das ist eben die einmalige Veranlagung Mc Connells, der sich gleichsam in die Seele des Täters hineinzudenken versteht.

„Na, was denkst du?"

„Da magst du recht haben, Mc. Außerdem hätte der Staatsanwalt nicht die Anklage erhoben, wenn er nicht von der Schuld der Gibba Marin überzeugt gewesen wäre. Es ist ihm nur aus Mangel an Beweismittel nicht gelungen, das Gericht von der Mittäterschaft der Gibba zu überzeugen."

„Eben, das deckt sich mit meiner Meinung und darum werden wir ihm ein paar Beweismittel zu beschaffen suchen.", entgegnet Mc Connell.

„So fest bist du von der Mitwirkung der Gibba oder Gamma, wie sie jetzt zu heißen scheint, überzeugt?"

„Fast so fest.", scherzt Mc Connell. „Aber sag mal, was macht denn unser Schminktiegelmeister und Perückenkönig, der gute Rammond?"

„Brauchst du eine Maske?"

„Vorläufig nicht, ich habe selbst ein paar neue mitgebracht, denn wir werden wohl noch tüchtiger sein müssen, als der Mann ohne Gesicht."

„Wann kommst du wieder?", will Sheppard wissen, als Mc Connell sich erhebt und nach seinem Hut greift.

„Das ist schwer zu sagen."

„Also, dann, good bye, Mc und noch eines: Bis 9 Uhr vormittags und abends nach 18 Uhr triffst du mich in der Regel zuhause an."

Kapitel 4

Ein riesiger Kristalllüster mit brennenden Kerzen verbreitet in Lamentiers großem Renaissancesalon eine warme Helligkeit. Germaine Crayot bezaubert wieder in einem Stilkleid aus zartblauem Taft-Faille mit fächerartigem Kragen und großer Blume. Zwei Platinbügel, die wechselnd Perlen und Brillanten in kunstvoller Fassung halten, stecken in Germaines vollem dunkelblonden Haar.

Lamentier empfängt noch einmal seine Freunde, ehe die Frühjahrssaison der Pariser Gesellschaft ihren Abschluss findet. Das Haus Lamentiers ist bekannt für kleine Gesellschaftsfeste und wer eine Einladung dazu erhält, schlägt sie bestimmt nicht aus.

Dazu hat wie immer Larue ein Essen zusammengestellt, das dem Ruf seiner vorzüglichen Küche alle Ehre antut. Die Speisenfolge ist gewürzt mit geschmackvoll ausgewählten, künstlerischen Darbietungen. So herrscht bald unter den Geladenen eine Atmosphäre heiteren und sorgenlosen Genusses. Der Abend schickt durch die offenen Fenster den ersten Geruch aus frühlingshafter Erde, der sich mit dem Duft der Zierblumen im Salon und dem Parfüm der Damen eint.

Ein Mann wie Lamentier, den vielleicht über kurz oder lang der eine oder andere der Anwesenden benötigt, darf es sich leisten, seine Freundin als ebenbürtige Hausfrau walten zu lassen. Zudem ist Germaine ausnehmend hübsch und charmant.

Charles Redrigue, der glatte und gewandte Deputierte, hat die Ehre, die Frau des Hauses zu Tisch zu führen. Germaine begegnet ihm heute mit besonderer Liebenswürdigkeit, denn Georges Lamentiers Plan, sich die Rosette der Ehrenlegion durch eine große Tat zu verdienen, hat ihren Beifall gefunden und nun will sie Redrigue für die Absicht ihres Freundes gewinnen. Das ist nicht einfach, denn sie kennt schon im vornherein die Einwände des Parlamentariers, der wenig Sinn für gewagte Unternehmungen besitzt. Aber vielleicht gerade darum dünkt es sie besonders reizvoll.

Unter den Gästen befinden sich diesmal auch einige Neulinge. Zum Beispiel Breuil, der manchen Gästen schon bekannt ist, denn er verkehrt viel in guten Häusern. Ein Unbekannter dagegen ist Bianco, der italienische Detektiv, der sich wohl etwas gezwungen bewegt, aber immerhin mit Anstand einen guten Frack trägt, während einer seiner Gehilfen mit dem leicht abgetragenen Abendanzug wie ein kleiner Statist aussieht.

Sheppard, gekleidet wie ein Durchschnittsengländer, schlicht und korrekt, sitzt neben seinem Freund Mc. Als Mc Connell in einem tadellos sitzenden Frack den Salon betreten hatte und Germaine begrüßte, war die Hausfrau überrascht gewesen. Sie hatte ihn vorher nur einmal flüchtig gesehen und ihn als sympathisch in Erinnerung behalten. Als er sich über ihre Hand beugte, um ihr ein herrliches Bukett ihrer Lieblingsblumen zu überreichen, staunte sie den stattlichen Mann mit den blauen Augen und den blonden Haaren an. Als er auf ihre Frage, woher er ihre Lieblingsblumen kenne, schlicht antwortete, dass dies eine einfache und durchaus angenehme Ermittlungsaufgabe für einen Mann seines Berufes sei, ließ sie noch schnell die Sitzordnung ändern, ehe sie zu Tisch bat.

Mc Connell ist alles andere als ein eitler Charmeur, aber schließlich verfolgt er einen ganz bestimmten Zweck, wenn er Germaine für sich zu interessieren sucht.

Geschickt steuert er das Tischgespräch auf seine Aufgabe hin, um dabei zu betonen, dass er am besten zu Arbeiten vermöge, wenn er völlig ungestört und unbeeinflusst bleibe. Er ist zu höflich und zu diplomatisch, sich dabei auf den gegenwärtigen Fall zu berufen. Er erläutert diese Erklärung an einem rasch konstruierten „früheren Fall", bei dem die Störung durch einen Wohlmeinenden den Täter beinahe hätte entwischen lassen.

Mc Connell hofft dabei, dass Germaine sich ihm gefällig zeigen werde und Lamentier einen entsprechenden Wink geben würde. Dass Mc Connell restloses und blindes Vertrauen verdiene, bedurfte für Germaine keines Beweises. Denn Mc Connell überwand, wo er sich einmal zeigte, sofort alle Bedenken.

Also hat sich zwischen Redrigue, Mc Connell und Germaine eine angeregte Unterhaltung ergeben, die plötzlich eine Unterbrechung finden soll, als einer der zahlreichen livrierten Diener, die für diesen Abend engagiert wurden, hastig und mit allen Anzeichen der Erregung den Salon betritt.

Verstört eilt er auf den Hausherrn zu, flüstert ihm hastig einige Worte ins Ohr und übergibt ihm einen Brief.

Mit einem Ruck wendet sich Lamentier dem Diener zu. Das Gespräch verebbt unter den Gästen, die alle mit gespannten Mienen auf den Hausherrn blicken.

Mc Connell beobachtet die Szene in einem der Wandspiegel.

Da spricht in die Stille hinein Georges Lamentier mit trockener Kehle:

„Der Mann ohne Gesicht hat mir eine Warnung geschickt."

Einige Frauen schreien auf. Germaine verfärbt sich und wird leichenblass. Und auch manchen unter den Männern bereitet die Nachricht sichtliches Missbehagen, obgleich es sich keiner anmerken lassen will. Nun hält Breuil den Augenblick für gekommen, in Erscheinung zu treten. Mit einem bedeutsamen Winken seiner Brauen fordert er seine Kollegen auf, ins Nebenzimmer zu kommen.

Mc Connell reagiert nicht auf seine Aufforderung.

„Kollege Mc Connell, darf ich nicht einen Augenblick bitten?"

„Einer muss doch hier zum Schutze der Gesellschaft bleiben.", hält der Detektiv mit einem ironisch scherzhaften Lächeln entgegen. „Und zudem glaube ich nicht, dass der Mann ohne Gesicht uns jetzt einen Besuch abstatten wird. Wenn er schon keinen Mund hat, was soll er dann mit den Genüssen dieser Tafel anfangen?"

Einige Herren unterstützen sein Bemühen, den ersten Schrecken zu verscheuchen und versuchen auf seine Worte hin ein verzagtes Lachen.

Als wäre nichts geschehen, beginnt Mc Connell wieder mit Germaine zu plaudern und knüpft das Gespräch dort an, wo es vor der schreckhaften Botschaft abgerissen ist. Schon hat auch Germaine sich gefasst und lässt auf einen Scherz Mc Connells ein perlendes Lachen hören. Das bricht den Bann und als sich herumspricht, wer denn der unerschrockene Mensch sei, der von Germaine mit solcher Auszeichnung behandelt wird, beruhigen sich endlich auch die furchtsamsten Gemüter.

Indes berät sich Lamentier mit Breuil und Bianco samt ihren Begleitern. Das merkwürdige Dokument, das Moul hinterlassen hat, wird sorgfältig besehen und befühlt, aber da ist kein Fingerabdruck, kein Wasserzeichen im Papier, das ein Anhaltspunkt sein könnte. Auf einer Schreibmaschine ohne jeder Besonderheit ist der Drohbrief geschrieben worden. Das Dokument besagt gar nichts.

Der Diener der den Drohbrief überbrachte, wird herbeigerufen und der Portier verhört. Es stellt sich folgendes heraus: Der Türwächter hat gleich mit den ersten Gästen einen Herrn in Frackmantel und Zylinder eingelassen, weil er ihn für einen der geladenen Gäste gehalten hat. Der Portier weiß über die Person nichts anderes auszusagen, als dass sie einen großen schwarzen Bart gehabt und das Haus bestimmt nicht mehr durch die Portal-Haupttüre verlassen habe.

Der Diener dagegen berichtet, dass der Unbekannte ohne Bart, aber mit einem Visier plötzlich neben ihm in der Diele gestanden sei, einen Revolver vorgehalten und gefordert habe, den Brief Herrn Lamentier zu übergeben, sich aber nicht umzusehen, ehe er das Speisezimmer verlassen habe. Als er dem Unbekannten in das leere Speisezimmer neben dem Bankettsaal gefolgt sei, habe der Fremde ihn niedergeschlagen. Erst vor wenigen Minuten sei er aus der Betäubung erwacht.

Dieser Bericht bleibt nicht in dem kleinen Zimmer, in dem Lamentier sich mit den Detektiven berät. Der Diener erzählt das Gehörte dem anderen und bald wissen es auch die Gäste. So erfährt auch Mc Connell von dem Eindringen des geheimnisvollen Besuchers. Da schickt er seinen Freund Sheppard in den Garten, um ein wenig Umschau zu halten, denn er ist überzeugt, dass der Unbekannte nicht mehr im Hause sein könne.

Fast hat es den Anschein, als habe die Gesellschaft bereits den ungebetenen Gast vergessen. Man trinkt und plaudert, als sei nichts geschehen. Mc Connell beteiligt sich nicht an der allgemeinen Heiterkeit, die eine Folge des glücklich überstandenen Schreckens ist. Er lehnt sich gelassen in seinem Stuhl zurück und überlegt. Gleich einem Architekten entwirft er eine Gedankenbrücke und baut, wie er sich immer auszudrücken pflegt, an einer Idee. Diese Idee ist stets der Leitfaden seiner Maßnahmen gewesen. Nie arbeitete er aufs Geratewohl los, sonder erst dann, wenn er glaubte, den Weg erkannt zu haben, der zum Erfolg führen musste.

Als Sheppard zurück kommt und Mc Connell mit einem raschen Blick zu verstehen gibt, dass er eine Kleinigkeit entdeckt hat, zwinkert ihm dieser zu. Da kehren auch die Herren von der Konferenz zurück und die Augen der Anwesenden richten sich voller Erwartung auf sie.

Lamentier räuspert sich:

„Meine Damen und Herren! Wir haben uns überzeugt, dass der geheimnisvolle Gast nicht mehr im Hause ist. Unser Garten und das Haus werden von der Surete seit einigen Minuten scharf bewacht. Es ist also kein Grund zur Beunruhigung gegeben."

Bei diesen Worten schicken sich Redrigue und Mc Connell einen lustigen Blick zu. Beide denken daran, dass Georges Lamentier den Kampf gegen Moul, den „Mann ohne Gesicht", doch aufgenommen hat, weil die Sûreté versagt.

Als Lamentier seine gewichtige Rede beendet hat, in der er dem „größten Verbrecher aller Zeiten" mit viel Pathos die Vernichtung ankündigte, lässt sich Mc Connell durch einen Diener das merkwürdige Dokument bringen.

*

„Das ist ein schlechter Witz, Sheppard, oder für uns ein Fingerzeig.", bricht Mc Connell das Schweigen, als er mit seinem Freund durch die nachtstille Rue Dauphine seiner Wohnung zustrebt. „Ich weiß wirklich nicht, ist der Täter so stockdumm oder so unverschämt frech."

„Für welche der beiden Möglichkeiten würdest du die höhere Wette wagen?"

„Für die Letzte! Ich habe den Täter nicht für so dumm gehalten oder für so frech."

„Wieso frech?"

„Der Kerl muss doch wissen", stellt Mc Connell fest, „dass er mit diesem Ankündigungsschreiben seine Verfolger auf eine Spur bringen kann. Wenn er das trotzdem tut, so muss er sich entweder außerordentlich überlegen fühlen oder ziemlich beschränkt sein."

„Ich glaube, du tust dem Manne unrecht.", scherzt Sheppard. „Dieser Gentleman sieht sich in Form und schickt seinem Gegner eine Kriegserklärung."

„Das ist natürlich auch eine Lösung der Frage.", lacht Mc Connell zurück, denn er ist in guter Stimmung.

Nach einer Weile, als die beiden die Seine auf dem Pont Neuf überschreiten, hält Mc Connell unter einer Laterne und zieht aus seiner Tasche den Drohbrief an Lamentier und Sheppard meint sofort verwundert:

„Du hast ihn für dich behalten? Dein hoher Chef wird nun die ganze Nacht nach dem wichtigen Dokument suchen."

„Er wird es morgen wieder bekommen mit dem Ausdruck des Bedauerns, dass ich es – meinetwegen in der Aufregung – eingesteckt habe."

„Und warum hast du es überhaupt mitgenommen?"

„Weil ich mich mit ihm heute noch ein Weilchen beschäftigen will."

„Mit Lamentier?"

„Nein, mit dem Dokument hier. Pass auf! Du weißt – aber lass uns weitergehen – du weißt, dass ich, wenn es sein muss, ein ganz geriebener Falschspieler bin. Gott, was würden wir Kriminalisten für gerissene Verbrecher abgeben, nachdem wir doch am besten wissen, worauf die Herren Kollegen ihr Augenmerk richten."

„Du hast recht merkwürdige Gedanken um die Mitternachtsstunde."

Sheppard wartet auf eine Erklärung seines Freundes. Er kann sich nicht recht vorstellen, was diese Andeutung von Falschspielerei mit dem Drohbrief zu tun haben soll.

Bis zur nächsten Querstraße gehen die beiden schweigend nebeneinander her. Als sie die Rue de Rivoli, die selbst um diese Stunde noch recht belebt ist, überquert haben, gibt Mc Connell seinem Freund einen ermunternden Rippenstoß.

„Alter Junge, du hast doch schon einmal etwas von gezinkten Spielkarten gehört?"

„Natürlich. Karten mit geheimen Zeichen."

„Weißt du aber auch, dass es nicht nur Augenzinken, sondern auch Gefühlszinken gibt, die man buchstäblich mit den Fingerspitzen wahrnimmt?"

„Willst du mir eine Vorlesung halten, dann lass uns umkehren und zur Sorbonne gehen!"

Mc Connell lacht vor sich hin.

„Augenblick mal! Fahre erst einmal mit deinen Fingern an den Rändern dieses Briefbogens entlang, an dem jene Stümper nichts merkwürdiges finden konnten."

Zögernd zieht Sheppard seine Handschuhe aus und tastet den Papierrand entlang.

„Wahrhaftig.", murmelt er, „In einem kleinen Abstand lassen sich gleichartige Höcker wahrnehmen, aber ich kann sie bei der Straßenbeleuchtung nicht sehen."

„Streng dich nicht an. Du wirst sie auch bei besserem Licht kaum entdecken!"

Sheppard blickt fragend den anderen an. Was will Mc Connell mit diesem Merkmal? Was sollte der Absender für einen Zweck verfolgen, indem er zwei Zeichen an dem Brief anbringt, die sowohl der Empfänger wie selbst Fachleute kaum bemerken konnten?

Der Detektiv lässt den Freund zappeln. Es ist eine seiner kleinen Schwächen, an denen er seine helle Freude haben kann. Er spannt neugierige Leute gerne auf die Folter. Auch als Sheppard jetzt gern näheres wissen will, meint Mc Connell lediglich, dass diese Zinkung zwar nicht absichtlich erfolgt sei, aber zum Verräter werden könne.

„Und da willst du wohl morgen bei der Gibba Papiervergleiche anstellen?"

„Das weiß ich noch nicht. Ich weiß auch nicht, ob die Sache überhaupt einen Sinn hat und zu einem Ziel führt. Aber stell dir vor, wie ich damit meinem Chef imponieren werde."

„Deinem Chef imponieren? Von der Seite kenne ich dich gar nicht. Seit wann bist du eitel?"

Mc Connell klopft dem Freund herzhaft auf die Schulter und erwidert:

„Nur keine Angst! Ich bleibe der Alte. Aber ich werde doch die kleine hübsche Germaine ..."

Sheppard pfeift kurz durch die Zähne, doch der Engländer ermahnt ihn freundlich:

„Ruhe! ... die kleine hübsche Germaine so weit haben, dass sie mich von der Neugier meines Chefs befreit. Sicher hat sie bereits mit Lamentier über den Detektiv Mc Connell gesprochen, der bei seinen Arbeiten keine Störung verträgt. Und dann morgen der erste sichtbare Erfolg mit diesen Papierzinken! Was glaubst du, wie mir das Ruhe verschaffen wird!"

„Ach so!"

Sheppard wirkt enttäuscht, aber der Kriminalist feixt still in sich hinein. Er verbirgt dem Freund seine Gedanken, die noch unausgegoren sind und die Pläne, deren Gelingen noch nicht abzusehen ist.

In der Rue Reaumur verabschiedet sich Sheppard von Mc Connell vor dessen Haus. Er hat noch eine Viertelstunde des Wegs in die Rue du Faubourg St. Denis.

*

Gegen Mittag des nächsten Tages lässt sich Mc Connell im Bankhaus Lamentiers melden. Bereits am Vormittag hat er die Fabrikmarke der Maschine ermittelt, auf der die Drohung Mouls geschrieben worden ist. Es war sehr leicht, an der Typenform das Fabrikat zu erkennen.

Lamentier hat gerade eine Besprechung. Solange muss sich der Detektiv nun im Vorzimmer gedulden. Dort sitzt mit übereinander geschlagenen Beinen eine Stenotypistin, die sich in einen Roman vertieft hat und darum Mc Connell, den sie nicht kennt, als Störenfried ihrer Lektüre recht ungnädig empfängt. Sie war nur für die persönliche Korrespondenz ihres Chefs da und der hatte heute noch keine Zeit zum Diktat.

Da maßt sich doch dieser unbekannte Klient etwas in ihren Augen Unglaubliches an. Er setzt sich – das heißt, er will sich an eine der Schreibmaschinen setzen. Natürlich – so ärgert sich die Sekretärin – an die Neue, die noch gar nicht gekauft ist.

„Sie wünschen bitte?", klingt es sehr von oben herab.

„Seien Sie nicht so böse, Mademoiselle. Ich will Sie wirklich nicht stören und habe nur eine Kleinigkeit zu schreiben."

Mc Connell beabsichtigt, durch eine Schriftprobe seinem Chef zu zeigen, dass man an Hand selbst geringfügiger Beschädigungen einer Schreibmaschine und ihrer Typen Schriftvergleiche anstellen und nicht selten beispielsweise den Schreiber eines anonymen Briefes ermitteln kann – sofern man erst die richtige Maschine entdeckt hat.

Und gerade in dem Drohbrief ist infolge irgend einer leichten Verbiegung des Typenhebels das „C" zu nahe an das „H" gerückt. Ein gutes Beispiel.

„Ich werde Ihnen schreiben, was Sie benötigen.", zeigt sich die Sekretärin sehr kühl.

„Aber liebes Fräulein! Lassen Sie sich nicht ablenken! Ich möchte ja auch nicht in einer spannenden Lektüre unterbrochen werden. Außerdem habe ich nicht das Recht, dass ich Sie beruflich in Anspruch nehmen dürfte!"

„Dann schreiben Sie wenigstens hier auf unserer Maschine! Die andere ist nur zur Ansicht da."

Ihre Worte hören sich schon freundlicher an.

Nach einem betont höflichen Dank setzt sich Mc Connell an das Maschinentischchen und spannt einen Bogen Papier in die Maschine. Er hat einige Zeilen geschrieben, als das Aufleuchten der roten und das gleichzeitige Erlöschen der blauen Lampe, ihn zu Lamentier ruft.

Der Detektiv gibt nun dem Finanzmann den Drohbrief zurück und bedauert sein Versehen.

Er erklärt Lamentier die unterscheidenden Feinheiten bei der Prüfung der Schriften und erläutert ihm anhand des Drohbriefes, dass beispielsweise an der

Maschine des leselustigen Fräuleins das „C" und das „H" wie die Schriftprobe erweist, ordentlich auf ihren Plätzen stehen, dagegen das „E" eine stark abgebrauchte Stelle haben müsse, weil an der rechten Ecke der Linienführung diese auf eine kleine Strecke unterbrochen sei.

Lamentier staunt über die Gründlichkeit seines Detektivs. Dabei bietet ihm Mc Connell nur ganz allgemeines Wissen und verschweigt die Hauptsache, nämlich die Zinkung des Drohbriefes. Denn gerade darauf will Mc Connell seine Weiterarbeit aufbauen. Soll womöglich die Konkurrenz durch Lamentiers Wichtigtuerei davon erfahren? Sie würde ihm höchstens die Suche erschweren.

Es ist beileibe kein Erfolgsneid – das hat Mc Connell nicht nötig. Vorsicht ist es lediglich, dass kein anderer das noch zu fein gesponnene Netz durch einen unüberlegten Schritt zerstört.

Als der Detektiv nach einer halben Stunde Lamentier verlässt, steckt der Brief wieder in seiner Tasche, ohne dass es der Finanzmann bemerkt hat.

Mc Connell besteigt an der Station St. Germain des Pres den Metro, die Pariser Untergrundbahn und fährt bis zur Gare de l'est, dem Ostbahnhof. Dann geht er ein Stück zurück, um in den Boulevard de Magenta zu gelangen, wo er sich in einer Seitenstraße der Rue de Vinaigriers aus ganz bestimmten Gründen ein Zimmer mietet.

Kapitel 5

Als die Vermieterin Mc Connell, der sich ihr als Monsieur Cleant vorgestellt hat, verlässt, lässt sich der Detektiv aufatmend in einen der roten Plüschsessel nieder. Etwas umständlich stopft er sich eine Pfeife und beginnt zu überlegen.

Wenn dieser Moul wirklich der verschlagene Verbrecher ist, dann muss er einen gut arbeitenden Nachrichtendienst besitzen.

Wenn er über eine solche Truppe verfügt, so muss er wissen, dass mit Lamentier eine Gruppe gewiegter Detektive gegen ihn aufgeboten worden sind.

Wenn er aber darüber im Bilde ist, so ist für Moul Lamentiers Überwachung und die seiner Helfer zwangsläufig eine der wesentlichen Aufgaben.

Wenn nun weiter Gibba Marin wirklich zu seiner Truppe gehört ...

Und damit ist der Engländer am Ende der gegebenen Möglichkeiten, die ihn veranlassen, von nun ab das Haus nicht mehr ohne Maske zu verlassen, weil Moul ihn bereits kennen musste.

Wie aber soll er der Besitzerin der Wohnung eine vernünftige Erklärung für seine Maskierung geben und zugleich davor sicher sein, dass sie nicht schwätzt. Diese Frage ist es, die Mc Connell starkes Kopfzerbrechen macht.

So ganz im Stillen hofft auch ein Detektiv auf das Glück und wenn er sich auch nicht darauf verlässt, so nimmt er es doch gerne zum Bundesgenossen, wenn es sich ihm bietet.

Und das Glück lässt ihn auch diesmal nicht im Stich. –

In großer Bestürzung eilt die Wohnungsinhaberin in das Zimmer, um die Vereinbarung über das Zimmer rückgängig zu machen.

Monsieur Cleant ist höchst erstaunt und sträubt sich gegen diese Eröffnung. Schließlich fügt sich wider Erwarten alles auf das Vorteilhafteste zu seinen Gunsten.

Die Vermieterin hat den Tod ihrer Schwester gemeldet bekommen und sieht sich vor die Notwendigkeit gestellt, ihre Wohnung aufzulösen, weil sie anstelle der Schwester zu ihrer Mutter ziehen muss.

Mc Connell übernimmt deshalb pauschal alle Mietverpflichtungen und das Mobiliar, soweit sie es nicht mitnehmen will. Ein Scheck mit einer runden Summe erledigt jede kleinliche Auseinandersetzung im vornherein und stellt die Vermieterin zufrieden.

Schon am Nachmittag ist er Herr der Wohnung, von der aus er Haustor und Fenster von Gibba Marins Wohnung beobachten kann.

Nur Sheppard soll von seiner neuen Bleibe erfahren. Der bringt ihm alsbald seine Koffer, denen Mc Connell sogleich die Hilfsmittel zur Maskierung entnimmt. Und noch vor dem Abend schaut ein echter französischer Spießbürger aus dem offenen Fenster auf die Straße. Monsieur Cleant besieht sich seine neue Umgebung.

Die Verbindung mit Lamentier hält er durch Sheppard und seine offizielle Wohnung aufrecht.

Hinter dem Fenster hat Mc Connell ein ausgezeichnetes Fernglas aufgestellt. Außerdem hält eine Telekamera jeden Besucher im Bilde fest, der bei Gibba Marin aus- und eingeht.

Darüber hinaus werden die Nummern aller Wagen notiert, die in ziemlich großer Zahl abwechselnd vor diesem zu unscheinbaren Hause vorfahren.

Nicht genug damit: Auch alle tatsächlichen und scheinbaren Bewohner des Hauses, die ohne anzuläuten, mit eigenem Schlüssel das Tor öffnen, sind nach wenigen Tagen durch die Kamera ermittelt.

Es ist eine richtige, mühevolle Kleinarbeit, aber der Detektiv verliert die Geduld nicht.

Sobald er über den Verkehr von und zu dem Hause orientiert ist, so dass sich kaum noch Neuigkeiten ergeben können, holt er Sheppard für gewisse Stunden des Tages an seine Stelle und geht daran, die Wege Gibba Marins zu überwachen.

Schon am zweiten Tag erkennt er die Notwendigkeit, seine Taktik dabei zu ändern. Gibba Marins Gepflogenheit, überraschend die Untergrundbahn zu besteigen und stets nach dem Verlassen der Bahn irgend ein größeres Warenhaus in der Rue du Bac oder in der Avenue des Champs Elysees, die Grands Magazin du Louvre in der beliebten Rue de Rivoli, Le Printemps am Boulevard Haussmann, Lafayette, Samaritaine und wie sie alle heißen, aufzusuchen, erschweren jede Verfolgung außerordentlich.

In diesen Kaufhäusern fährt Gibba dann gewöhnlich mit einem Lift in eine der Etagen, um, wie Mc Connell eines Tages durch einen glücklichen Zufall bemerkt, sich bald darauf mit einem anderen Lift wieder ins Erdgeschoss bringen zu lassen, wo sie durch einen anderen Ausgang das Warenhaus verlässt. So ist es ihr auf diese Weise möglich, ihre Spur zu verwischen, aber diese Gewohnheit bestätigt ihm auch, dass sich Gibba für jeden Fall gegen eine unerwünschte Beobachtung zu sichern strebt. Das muss wohl oder übel einen Grund haben.

Mc Connell hat eine neue Taktik eingeschlagen. Er bemüht sich um die persönliche Bekanntschaft der Dame. Das ist nicht all zu schwer, nachdem er mit ihr mehrere Male schon über die Straße von seinem Fenster aus geschäkert hat.

Als alter Bekannter trifft er sie dann zwei oder dreimal gerade immer in dem Augenblick, in dem sie wieder verschwinden will. Dann grüßt er sie herzlich und übersieht absichtlich ihre Versuche, ihn nach einiger Zeit abzuschütteln.

Dieses stete Bemühen, ihn loszuwerden, ist für Mc Connell ein neuer Verdachtsgrund und damit hat er sein vorläufiges Ziel erreicht. Die „zufälligen" Begegnungen unterbleiben also für die nächste Zeit. Es wäre sonst zu auffällig.

Dafür ändert der Ermittler seine Maske und verfolgt sie gelegentlich in mehreren unauffälligen Verkleidungen. Längst hat er mit einem Kleinkino ihre typischen Bewegungen beim Gehen festgehalten.

Vor den Kaufhäusern teilen sich von jetzt ab Mc Connell und Sheppard die Beobachtung. Einer von den beiden entdeckt dann auch Gibba, als sie auf der Straße entwischt.

Nach Tagen hat sich herausgestellt, dass Gibba bei drei Familien regelmäßig Besuche macht. Wo aber ist unter diesen der „Mann ohne Gesicht" zu finden?

*

Mc Connell hat wieder seinen Beobachtungsposten hinter dem Fenster eingenommen, als Sheppard in die Wohnung stürmt.

„Eine kleine freudige Überraschung für dich!"

„Hast du etwas Neues herausgebracht?"

„Das nicht, aber ich habe heute in deiner offiziellen Wohnung Nachschau gehalten und eine Einladung für dich vorgefunden."

Mc Connell nimmt dem Freunde das Schreiben aus der Hand und beschnuppert misstrauisch das Kuvert, dem ein zarter Duft entströmt.

„Was soll das bedeuten? Germaine Crayot bittet mich zum Tee? Für heute Nachmittag?"

„Das heißt, dass die junge, hübsche Dame sich ein wenig in dich verliebt hat."

Sheppard weiß, dass der sonst so sichere und gewandte Mc Connell leicht in Verlegenheit gerät, sogar erröten kann, wenn man ihn einer Herzensregung bezichtigt.

„Unsinn, ich kenne die Dame ja gar nicht. Germaine, ach ich Esel, wer kann das schon anders sein, als die Freundin unseres hohen Chefs. Na, das hat mir gerade noch gefehlt. Hoffentlich drängt sich diese Dame nicht in unsere Angelegenheiten."

Er ist über diese Einladung nicht allzu erfreut. Er lässt gelten, dass Germaine hübsch ist, ausnehmend hübsch sogar, dass man sich gut mit ihr unterhalten kann, und dass sie andere Frauen ihrer Art übertrifft. Er gibt gerne zu, dass eine Unterhaltungsstunde mit ihr sicher Vergnügen machen kann. Aber er ist von seiner Arbeit viel zu besessen, als dass ihm solche Unterbrechungen erwünscht sind.

Sheppard weidet sich an der Unlust seines Freundes.

„Du kannst ja absagen, dich mit wichtigen Erhebungen entschuldigen.", will Sheppard ihm zu Hilfe kommen.

„Nein. Das geht nicht."

„Warum nicht?"

„Weil ich eine taktvolle Anfrage nicht taktlos beantworten will."

Während er diese Worte wohlüberlegt und langsamer als sonst gesprochen hat, ist ihm ein plötzlicher Gedanke gekommen und Sheppard meint:

„Ich habe es immer gesagt, dass du doch ein Gentleman bist."

„Darum geht es nicht. Wenn ich es mir recht überlege, kommt diese Einladung nicht einmal so ungelegen. Lamentier hat lange nichts mehr von mir gehört. Meine Meinung, die ich ihm durch Germaine sagen ließ, scheint gewirkt zu haben und er hat mich bisher ungeschoren gelassen. Und nun will er mich nicht einfach zur Berichterstattung zitieren, sondern wählt den gleichen Weg wie ich und lässt sich durch seine Freundin über meine Tätigkeit informieren."

„Da kannst du recht haben, aber ist das ein Grund für dich?"

Mc Connell schweigt und denkt über die möglichen Folgen nach, die eine Teilnahme an dem Nachmittagstee mit der schönen Germaine Crayot nach sich ziehen könnte.

„Du hast ja für heute nichts besonderes vor, Sheppard?"

„Nein, ich werde also das Hüten des Hauses übernehmen, während du mit Germaine ein Plauderstündchen verbringen kannst."

„Ich weiß nicht recht, aber ich werde heute schon den ganzen Tag das Gefühl nicht los, dass wieder etwas in der Luft liegt, und dass es gerade heute wichtig wäre, Gibba zu beobachten. Aber vielleicht sehe ich auch zu schwarz."

„Seit wann hat der große Mc Connell Ahnungen wie ein altes Weib?", grinst der Freund.

Ohne ein Wort darauf zu erwidern, langt der Detektiv nach dem Hörer des Telefons und gibt Germaine Crayot mit einigen verbindlichen Worten seine Zusage.

„Im übrigen kannst du mich ja ohne weiteres anrufen am Boulevard St. Michel", fährt Mc Connell zu Sheppard gewandt fort. „Von da habe ich mit meinem Wagen nicht weit bis in die Stadtmitte. Übrigens werden wir künftig nur selten diesen Ausgang hier benützen, sondern die Passage Dubail aus- und eingehen. Ich werde dir dann zeigen, wie das zu machen ist."

„Ja, das ist gut. Ich denke eben daran, dass du ja heute Nachmittag wieder einmal als Mc Connell das Haus verlassen musst, denn du willst bestimmt nicht in Verkleidung zu Lamentier gehen."

„Nein, natürlich nicht."

*

In einem kleinen Salon erwartet Germaine Crayot ihre Gäste zum Tee. Wenige, aber entzückend gearbeitete Möbelstücke mit echten Schildpatteinlagen schmücken den mattgelb tapezierten Raum und mehrere Aquarelle zieren die Wände. Da steht auf einem Tischchen eine fein gearbeitete Dose aus Sèvresporzellan, dort wie zufällig eine moderne Vase, die den guten Geschmack der Hausherrin loben.

Germaine Crayot ist in einem Nachmittags-Kleid aus Sandkrepp mit Oberteil aus rotem Velourchiffon und Fledermausärmeln erschienen, eine geschickt gewählte Hülle für ihre zierliche Figur.

Außer Mc Connell sind noch zwei Gäste anwesend. Eine struppelköpfige, schwarze Freundin Germaines mit Temperament und ein nichtssagender junger Mann in tadelloser Kleidung.

Der junge Mann hat mit einem gleichgültigen Gespräch die Unterhaltung begonnen, als ihn Germaine kurz darauf unterbricht, um an Mc Connell die schelmisch verklärte Bitte zu richten, aus seinem interessanten Berufe zu erzählen, seine Geheimschatulle ein wenig zu öffnen.

Na also! Mc Connell tut bescheiden, obgleich er diese Bitte erwartet hat. Im innersten hat er sich schon darauf vorbereitet.

„Wird Monsieur Lamentier auch damit einverstanden sein, wenn ich Sie in meine Geheimnisse einweihe?"

Mc Connell bringt diesen Einwand mit bestimmter Absicht vor.

„Aber nein. Georges wird sich freuen, wenn auch er Näheres darüber erfährt. Er hat mir sogar versichert, dass ich von Ihnen zweifellos Interessantes hören werde."

„Schau! Schau!", lächelt der Detektiv in sich hinein.

Germaine ist aber noch nicht zu Ende:

„Ich hoffe sogar, er wird noch auf einen Sprung vorbeikommen, ehe wir auseinander gehen."

Mc Connell ziert sich noch etwas und erbittet sich erst das absolute Schweigen der beiden anderen Anwesenden, bevor er mit ernster Miene seine Erzählungen beginnt.

Natürlich denkt er nicht im entferntesten daran, Geheimnisse preiszugeben. Es ist mit einer seiner Hauptgrundsätze, bei der Verfolgung von Verbrechen allen Menschen zu misstrauen, wer sie auch sein mögen, ganz gleich ob es des Direktor der Sûreté, oder sein Auftraggeber Lamentier ist.

Und während er im besten Zuge ist, eine frei erfundene Geschichte über seine Arbeit aufzutischen, wird er ans Telefon gerufen.

Dieser Anruf würde ihn nun, wenn er der in Karikaturen gern gezeichnete Detektiv gewesen wäre, zu fieberhafter Tätigkeit veranlasst haben. Dann musste er jetzt den Hörer auf die Gabel werfen, grußlos das Zimmer verlassen, ohne Hut und Mantel in das nächste Auto springen und zu den Galieres Lafayette rasen.

So aber spricht Mc Connell völlig gelassen, verrät in seinen Antworten eher einen leichten Ärger über die Störung und beendet sein Gespräch mit einem kurzen: „Na, das hat ja Zeit!"

„Einer meiner Leute wollte Auskunft haben. Nichts wichtiges!", teilt er Germaine und den anderen Gästen mit.

Die Gelegenheit benutzt der junge Mann, um das Gespräch wieder an sich zu ziehen und Mc Connell überlässt ihm bereitwillig die Konversation. Das gibt ihm die Möglichkeit, die verblüffende Mitteilung Sheppards geistig zu verarbeiten.

Da hat also sein Freund am Fenster gesessen, als eine Dame mit rötlich blondem Haar, in einem Kostüm nach Herrenschnitt, das gegenüberliegende Haus verließ. Der Figur und Bewegung nach zu schließen, konnte es nur Gibba gewesen sein. Sofort hat Sheppard den auf den Hauseingang eingestellten Kinoapparat in Bewegung gesetzt und ist dieser Dame gefolgt. Sicherlich ist es Gibba Marin gewesen. Mc Connell ist von dieser Mitteilung im Grunde genommen nicht überrascht. Wozu sitzt man letztes Endes dann zwei Wochen schon in der Rue de Vinaigriers, wenn man nicht damit rechnet, Gibba eines Tages in der Maske der Helferin Mouls zu erblicken.

„Sie sind nachdenklich geworden.", reißt Germaine ihn aus seinen Gedanken.

„Aber nein. Es ist wirklich nichts besonderes."

„Haben Ihre Leute vielleicht etwas entdeckt?"

„Ja!"

Der Ermittler hat sich bereits eine Ausrede zurecht gelegt: „Mein Gehilfe hat einen der Polizei bekannten Verbrecher entdeckt und die Spur aufgenommen. Dieser Mann könnte nach den Beschreibungen der Überfallenen als Mann ohne Gesicht in Betracht kommen. Aber leider hat Nr. 17 die Spur wieder verloren."

„Höre, Madeleine, wie interessant! Monsieur Mc Connell benennt seine Leute mit Nummern.", schaltet sich die Freundin ins Gespräch ein.

„Das sind nur Vorsichtsmaßregeln, Mademoiselle, die man sich angewöhnt."

Er redet ruhig drauf los, um das zu verschweigen, was er verheimlichen will. Aber auch diesmal wird er wieder durch das erneute Schrillen des Telefons unterbrochen.

„Ich muss mir jetzt doch die Glocke dämpfen lassen. Sie erschreckt mich jedes Mal.", nimmt Germaine sich vor.

„Ach, du bist es Georges. Lieb von dir. Was? Etwas Schreckliches? Du machst mich bange ... Nein, wirklich. Und du hast es gesehen? Ach so ... ja, ja, Monsieur Mc Connell ist noch hier. Ich rufe ihn dir an den Apparat. Es wird ihn interessieren."

Schon die ersten Worte, das Erschrecken Germaines, ihr Mienenspiel, dazu der vorhergegangene Anruf Sheppards, hat Mc Connell in der Annahme bestärkt, dass der Mann ohne Gesicht zusammen mit der tollen Gibba, wieder ein neues Verbrechen begangen haben muss.

Gelassen hebt er den Hörer auf, um den Bericht Lamentiers entgegenzunehmen. Demnach war der Finanzmann gerade mit seinem Wagen durch die prächtige Avenue Kleber auf den Troccadero zu gefahren, als er in einer Seitenstraße, in der Rue St. Didier, einen Menschenauflauf sah. Früher hätte er sich um dergleichen nicht gekümmert, aber jetzt ... da war es seine Pflicht. Er fragte den ersten Besten, was denn eigentlich los sei. Der Mann ohne Gesicht und die tolle Gamma hatten jemand überfallen, schon vor einer Stunde, war die erregte Antwort gewesen. Der Überfallene wäre wieder vorübergehend gelähmt gewesen. Lamentier hatte sich dann in dem Hause selbst erkundigt und erfahren, dass das neue Opfer Mouls Theodore Montrougue heißt, mehrere Fabriken besitzt und von dem Mann ohne Gesicht gezwungen worden war, einen Millionenscheck auszustellen.

„Und wohin hat sich Moul nach der Tat gewandt?", fragt Mc Connell ohne das geringste Zeichen von Unruhe. „Ach so, natürlich! Ja, ich danke Ihnen, Monsieur Lamentier!"

„Sie hätten mit Georges im Wagen sitzen sollen. Das wäre ein Glück gewesen.", wendet sich Germaine erneut an den Ermittler.

„Allerdings, Madame. Aber auch ich würde den Täter nicht gefasst haben, weil da der Mann ohne Gesicht schon abgefahren war, als Monsieur Lamentier an den Schauplatz kam."

„Also, wieder entwischt, schade! Aber vielleicht würden Sie doch einen frischeren Eindruck bekommen haben. Wollen Sie nicht warten, bis Ihnen Georges ausführlicher davon erzählen kann? Er wird bald kommen."

Was Lamentier gesehen haben kann, ist wenig. Er hat das Meiste von den anderen gehört, die auch keine Augenzeugen gewesen sind. Die Ermittlungen würde jetzt die Polizei mit ihrem tüchtigen Apparat vornehmen. Und darüber erfährt Mc Connell wieder durch seine Botschaft. Das hat Sheppard schon eingerichtet. Der Detektiv will sich möglichst bald mit seinem Kollegen treffen, der wohl inzwischen den Film von der rotblonden Dame schon entwickelt haben musste, bis er nach Hause kommt.

Mc Connell empfiehlt sich bei Germaine mit dem Vorwand einiger Besorgungen. Außerdem wollte er sich wenigstens noch den Tatort des letzten Verbrechens ansehen, den sich Moul geleistet hat. Nur ungern entlässt Germaine Crayot ihren Gast, der indes nach einigen Umwegen zur Passage Dubail dem rückwärtigen Eingang zu seiner Beobachtungsstation in die Rue de Vinaigriers eilt.

Schon eine halbe Stunde später verrät der von Sheppard aufgenommene Film, dass die Dame mit rötlich blondem Haar, die das Haus gegenüber verlassen hat, niemand anderes als Gibba Marin gewesen ist. Ihre eigentümlichen Bewegungen beim Gehen sind unverkennbar die gleichen, wie auf älteren Filmen. Ein guter Schritt weiter in der Sache gegen Moul ist getan.

Kapitel 6

„Meine Herren. Ich bin mit eurer Arbeit nicht zufrieden."

Damit eröffnet Lamentier eine Besprechung, zu der er die Detektive mit ihren Gehilfen eingeladen hat.

„Ich habe Sie jetzt fast drei Wochen ungestört arbeiten lassen und ich frage: Was ist der Erfolg? Aus den Meldungen, die Sie mir bis jetzt brachten, ersehe ich eigentlich nicht den geringsten Fortschritt. Würde ich nicht standhaft gegen die drängenden Anregungen meiner Freunde geblieben sein und bisher von einer Veröffentlichung meiner gemeinnützigen Absicht absehen, ich wäre zum Gespött der Leute geworden."

Das klingt streng und verweisend. Breuil und seine beiden Mitarbeiter, die nur wenige Worte zusammen tuscheln, bleiben bei diesem Tadel ruhig. Bianco dagegen führt ein Mienenspiel während der Rede Lamentiers auf, aus dem sich ohne weiteres herauslesen lässt, dass dies alles nicht an ihm liege. Er habe mit aller Energie an einer Klärung gearbeitet, aber der Gegner kämpfe im Dunkeln und sei daher nicht so schnell zu fassen. Man müsse sich eben gedulden.

Sheppard zeigt eine unerschütterliche Gleichgültigkeit, wie sie dem Engländer eigen ist, während nun Mc Connells Mund ein feines ironisches Lächeln spielt.

Was könnte er alles auspacken. Doch er entgegnet Lamentiers Tadel mit keinem Wort.

Lamentier muss irgendwie die stumme Resistenz des englischen Ermittlers gespürt haben, sie aber als gemeinsame Front aller Detektive aufgefasst haben.

In einem herrischen Ton, den der Finanzmann gegen bezahlte Kräfte anzuschlagen pflegt, fordert er zunächst Bianco auf, das Ergebnis seiner bisherigen Tätigkeit zusammenzufassen.

Statt Verlegenheit spiegelt sich im Gesicht des Italieners ein selbstsicherer Triumph. Er lässt sich von einem seiner Leute einen ziemlich dick gewordenen Akt reichen, den er nun vorzulesen beginnt. Da ist jeder einzelne Weg mit einer pedantischen Genauigkeit aufgezeichnet, den er und seine Leute gemacht haben. Unbestritten sind Bianco und seine Leute sehr fleißig gewesen. Mc Connell schüttelt kaum merklich den Kopf und flüstert Sheppard zu:

„Auf falscher Spur. Pass auf, es kommt irgendeine heimliche Liebesgeschichte oder dergleichen dabei raus!"

Als nächster hat Breuil seinen Bericht zu erstatten. Er verfügt nicht über derartiges Aktenmaterial, er hat auch nicht annähernd so intensiv gearbeitet. Nun stützt er sich dank seiner ausgezeichneten Lokalkenntnisse auf aufgenommene Verbindungen, die nach seinen dunklen Verheißungen blendende Erfolge zeitigen müssen. Schaumschlägerei, weiter nichts!

Mc Connell wirft seinem Freund nur einen kurzen Blick zu, der besagt, dass auch der Franzose sich auf dem Holzweg befindet.

Jetzt müsste Lamentier auch Mc Connell zur Äußerung auffordern. Doch der Engländer spürt, dass sein Auftraggeber ihm gegenüber sich am unsichersten fühlt. Nun geniest der Detektiv die leichte Verlegenheit des allgewaltigen Geldmannes.

Nach einer kurzen Verlegenheitspause besinnt sich Lamentier auf seine Rolle als Finanzier des Unternehmens und wendet sich mit einer höflichen Bitte an Mc Connell, mit seiner Meinung zur Förderung der gemeinsamen Sache beizutragen.

Die korrekte Behandlung des englischen Kollegen quittieren die Romanen mit leichtem Nasenrümpfen. Wohl wissen sie genau, wer Mc Connell ist, aber da auch er bis jetzt keinen Erfolg in der Sache aufzuweisen hat, empfinden sie seine Bevorzugung verletzend.

Der Engländer gibt nun die erfundene Geschichte von dem Verbrecher wieder, die er schon beim Tee Germaine und ihren Gästen erzählte. Er braucht ja nur in den reichen Schatz seiner Erfahrungen zu greifen, um irgend etwas zu finden, das sich für genau derartige Situationen eignet.

Zum Schluss aber tut er etwas, was er sonst nicht zu tun pflegt: Er bindet sich. Nicht etwa durch ein großartiges Versprechen, nein, er äußert lediglich die bestimmte Hoffnung, dass er den Mann ohne Gesicht samt seiner Helferin spätestens bei der dritten neuen Tat dingfest machen wird.

Dieses kühne Wort schlägt in die Konferenz wie eine Bombe ein! Es weckt die Erinnerung an fast unglaubliche Leistungen, die man Mc Connell nachrühmt. Bei Bianco dämmert leise der Verdacht, dass der Engländer doch mehr wisse, als er preisgegeben hat. Breuil lächelt nur und Lamentier schließt die Besprechung mit den Worten, dass er seine Hoffnung mit der Mc Connells vereine.

In Wirklichkeit haben die Worte des Engländers doch erheblich mehr Eindruck auf ihn gemacht, denn er hält ihn noch zurück, als er die anderen schon verabschiedet hat.

„Glauben Sie wirklich, Mister Connell, dass Sie diesen Mann ohne Gesicht fassen werden können?"

„Dass ich ihn eines Tages fasse, davon bin ich überzeugt, aber dass ich ihn spätestens beim dritten Überfall erwische, ist eine Hoffnung."

Lamentier besieht nachdenklich seine Schuhspitzen und fährt fort:

„Haben Sie denn mehr als Vermutungen, so dass ich es wagen kann, die Öffentlichkeit von meinem Unternehmen durch die Presse zu informieren?"

„Sie können Ihre Kampfansage ruhig veröffentlichen. Das wird mich kaum stören."

Lamentier zweifelt und gibt zu bedenken:

„Wenn Sie aber den Mann ohne Gesicht in dieser Frist nicht ergreifen, was dann? Dann müssten Sie eben irgend einen anderen zur Strecke bringen, worüber wir berichten können. Das eventuell nötige Dementi wird dann nicht mehr viel schaden können!"

„Decken Sie sich ruhig mit meinem Namen und veröffentlichen Sie meine heutigen Äußerungen. Sollte ich den Kerl nicht unschädlich machen, dann habe ich eben versagt. Niemand erwartet ja von Ihnen mehr. Sie tun Ihr Bestes, indem Sie das Unternehmen gegen Moul finanzieren."

Lamentier ist damit zufrieden und nimmt das Angebot Mc Connells, alle Fehlschläge zu seinen Lasten zu buchen, gerne an.

Freundlicher als beim Empfang ist beim Abschied der Gruß des Finanzmannes.

Mc Connell hat sich eine schwere Last aufgebürdet. Es ist schon kühn gewesen, eine solche Hoffnung auszusprechen. Ist er seiner Sache schon so sicher? Er ist gewiss kein Großsprecher, denn er vollbringt erst seine Taten und redet selbst dann ungern davon. Warum macht er nun eine Ausnahme? Ist es nur Taktik, um Lamentier loszuwerden?

*

Nahe dem Bankhause am Boulevard Raspail wartet Sheppard auf Mc Connell.

„Was wollte denn der Alte noch von dir?"

„Der „Alte" ist gut gesagt bei solch einem jugendlichen Herrn. Aber er hat nichts Wesentliches mehr gewusst. Wir haben nur vereinbart, dass er mit dem Binden seines Lorbeerkranzes beginnen und die Öffentlichkeit informieren kann und dass ich den Sündenbock mache, falls alles schief geht."

„Wie kannst du dich aber darauf verlassen.", erwidert Sheppard betroffen.

„Deshalb, alter Freund, weil wir zwei tüchtigen Burschen die Sache schon nicht schief gehen lassen werden. Verlass dich drauf. Aber jetzt sage mir lieber, was du bei deinen Nachforschungen in der St. Didiersstraße bei dem guten Montrougue herausbekommen hast."

„Die Aussagen decken sich ganz genau mit den Angaben der anderen Opfer. Nur scheint diesmal die Gibba-Gamma beim Betreten des Zimmers einen roten Mantel umgehängt zu haben, so eine Art Cape."

„Donnerwetter! Das Geschäft des Monsieur Moul scheint sich zu lohnen. Er macht Aufwendungen für Ausstattung. Das ist für ihn ein kritischer Punkt, mein Lieber. Wenn ein Verbrecher anfängt, eitel zu werden, hat er nicht mehr weit zur Guillotine. Aber nun weiter, was weißt du noch?"

„Bis jetzt ist es nicht mehr, als eine Vermutung. Wir wollen uns zu Hause erst nochmals den Film ansehen, den ich aufnahm, als Gibba damals das Haus verlassen hat. Wenn ich mich recht entsinne, so trug sie ein Kleidungsstück auf dem Arm, das zwar nicht rot, sondern schwarz war. Aber ich erinnere mich, dass es doch auch etwas rotes hatte, Ausputz, Kragen oder so. Schwarz auf der einen Seite, rot auf der anderen, so und so zu tragen. Was meinst du?"

Mc Connell brummte eine Zustimmung. Erst als sie die Wohnung durch die Passage Dubail erreicht haben, beginnt er:

„Ich habe mir eben überlegt, ob wir nicht doch den Überfallenen eines der Bilder vorlegen sollen, die wir bisher von Gibba gemacht haben."

„Aber du wolltest doch damit warten, bis die Aktion von uns abgeschlossen ist. Wenn wir die Bilder heute preisgeben und sie mehreren Leuten zeigen, so sprechen die zu ihren Vertrauten und die wieder zu ihren besten Freunden und so weiter und eines Tages steht es in der Zeitung, dass die Gamma-Gibba von Detektiven gefilmt worden ist. Endeffekt: Gibba wird von Moul ausgebootet und unsere schöne Spur ist verschüttet."

„Weiß ich, mein lieber Sheppard, oder glaubst du, dass ich sonst selbst vor Lamentier unsere Geheimnisse so sorglich hüten würde? Aber mir kommt es darauf an, ganz einwandfrei festzustellen, dass Gibba Marin die Helferin des Mannes ohne Gesicht ist."

*

Aus den Nachforschungen bei den bisherigen Untaten hat sich ergeben, dass bei der Ausführung der Überfälle immer ein Kraftwagen benutzt worden ist. Gibba aber verlässt ihre Wohnung stets zu Fuß, besteigt dann die Metro und fährt jedes Mal zu einem anderen Ziel. Da ist es natürlich schwer, im Auto zu folgen. Aber Mc Connell weiß sich zu helfen. Er lässt eilends seinen Chauffeur, der Mc Connells Flugzeug und Motorfahrzeuge zu betreuen hat, mit dem Halbrenner nach Paris kommen. Der Bursche ist an rasche Starts gewöhnt und erscheint schon am Tag nach der Aufforderung in der französischen Metropole.

Ein raffiniertes Verfolgungssystem wird ausgeklügelt. Bis zur Station der Untergrundbahn soll von nun an Mc Connell, Sheppard und der Monteur im

Wagen Gibba Marin folgen. Der Monteur kehrt dann zum Wagen zurück, sobald er entdeckt hat, welchen Bahnsteig Gibba betritt. Am Schalter kann man das Fahrziel nicht erhorchen, denn der Fahrgast löst meist nur einen Fahrschein mit Angabe der Klasse oder er besitzt ein Fahrschein-Heftchen, mit dem er alle Stationen erreichen kann.

Demnach hat der Monteur seinen Wagen stets so an die nächste Station zu bringen, dass er vor Ankunft des Metrozuges oder zumindest mit ihm zugleich ankommt. Diese Methode würde zwar hohe Anforderungen an die Fahrkunst des Monteurs stellen, aber die Verfolgung müsste so Aussicht auf Erfolg haben. Nun würde es nicht mehr möglich sein, dass Gibba nur ein des Weges kommende Taxi besteigen brauchte, um ihren Verfolgern das Nachsehen zu geben.

Wechselt Gibba an einer Umsteigestation die Linie, so bekäme der Monteur von Mc Connell oder Sheppard die neue Richtung angegeben und bräuchte den Betreffenden nur an die nächste Station zu fahren, wo dieser wieder den Metro besteigen könne.

In den ersten Tagen will es nicht so recht klappen, dann aber geht die Verfolgung bald so glatt vor sich, dass Gibba Marin sich umsonst müht, ihre hartnäckigen Freunde von der Rue de Vinaigriers auf dem Weg vom Ostbahnhof bis zur Stadtmitte, wo sie meist den Zug zu verlassen pflegt, abzuhängen.

Schwieriger allerdings ist es dann, wenn sie über die Place de la Republique fährt, wo die Schienenstränge nach sechs Richtungen verlaufen und Mc Connells Wagen durch den eben überaus lebhaften Verkehr an der Verfolgung stark behindert wird. Also fährt Gibba mit Vorliebe kreuz und quer, so dass nur Spürer von der Qualität Mc Connells und seiner Helfer sich an ihren Fersen zu halten vermögen. Dabei müssen sie fast täglich die Masken wechseln, wenigstens Mc Connell und Sheppard.

Nur gelegentlich führt der Detektiv als Monsieur Cleant zusammen mit Gibba ein harmlos freundliches Gespräch.

Kapitel 7

Eine weiche Luft kost die Dächer von Paris, sinkt in die Straßen und wogt gemächlich durch die geöffneten Fenster in die Stuben.

In der Rue de Vinaigriers herrscht die kleinbürgerliche Ruhe der Pariser Seitenstraßen, selbst wenn sie den großen Boulevards benachbart sind. Über der Weltstadt wölbt sich wasserblau der Himmel. Mc Connell sitzt als Monsieur Cleant am Fenster seiner Wohnung und legt eine Patience „Grab des Pharao".

„Das nennst du Wachdienst?", spottet Sheppard der eben eingetreten ist.

„Beruhige dich, alter Freund. Die Dame Gibba hat erst vor zwei Minuten ungekämmt und im Negligé am Fenster gestanden und mich kontrolliert."

„Dich kontrolliert? Glaubst du, sie merkt schon etwas davon?"

„Scheint mir sogar gewiss. Aber sag mal, steht in der Passage wieder der kleine schwarze Mann mit dem Zahnbürstchenbart?"

„Tatsächlich, so einer geht draußen auf und ab. Was ist mit ihm?"

Mc Connell beendet sein Spiel, erhebt sich und schaut durch das Fenster auf die Straße.

„Vorposten des Gegners, Sheppard, der offene Kampf beginnt. Er wird wahrscheinlich bald diese Wachstubenhockerei überflüssig machen! Übrigens, hast du neue Nachrichten? Dann los damit!"

Sheppard legt ein Bündel Papiere auf den Tisch: Die neueste Lieferung von Lamentiers Kriegsbulletins. Der Finanzmann hat ein regelrechtes Stabsquartier eingerichtet. Leiter dieser Sammelstelle für alle Nachrichten ist Breuil. Fast täglich werden solche Bulletins ausgegeben: Solche für die Presse, die vor allem Loblieder für Lamentier enthalten und andere, die beabsichtigen, die Arbeit der einzelnen Detektive durch Nachrichtenaustausch zu fördern.

Mc Connell hat nichts gegen diese Einrichtung einzuwenden. Er weiß so wenigstens, wo sich der Italiener und der Franzose herumtreiben und kann sie durch eigene fingierte Nachrichten von seinen Spuren fernhalten.

Er überfliegt die ausführlichen, meist mehrere Seiten füllenden Informationen. Plötzlich stutzt er.

Sheppard kennt bereits den Inhalt der Papiere und beobachtet daher mit Neugierde den Meister.

„Was hältst du davon, Sheppard? Ein neuer Drohbrief Mouls an Lamentier, der an Deutlichkeit nichts zu wünschen übrig lässt."

Sheppard hat sich schon seine Gedanken darüber gemacht, als er am Morgen den Weg von Mc Connells offizieller Wohnung bis hierher zurücklegt.

„Wir werden wohl eine Bewachung Lamentiers arrangieren müssen.", schlägt Sheppard vor, doch sein Freund hält ihm sofort entgegen:

„Zu welchem Zweck? Das ist doch Breuils Gebiet!"

„Seit wann bist du ein so gewissenhafter Buchstabendeuter geworden?"

„Nein. Im Ernst. Die Auseinandersetzung Moul-Lamentier spitzt sich gefährlich zu. Wenn Lamentier den Kampf nicht bis Donnerstag – das ist übermorgen – einstellt und seine Helfer entlässt, so wird ihm Moul nachmittags um 17 Uhr persönlich einen Besuch abstatten."

„Moul scheint also mit Vorliebe nachmittags zu arbeiten?"

Mc Connell achtet kaum auf diese Bemerkung.

„Dumm und frech!"

Dann sichtet er das übrige Informationsmaterial und brummt vor sich hin: „Noch dümmer und noch frecher!"

Sheppard will Näheres wissen.

„Dumm und frech ist Moul, weil er seinen Besuch ankündigt und sich damit in Gefahr begibt. Aber dieser Bursche kalkuliert richtig. Lamentier ist nämlich noch dümmer und frecher. Er gibt ein Expose des Inhalts an die Presse, dass er sich nicht einschüchtern lasse und ohne besondere Sicherheitsmaßnahmen den Besuch des rätselhaften Mannes abwarten werde."

„Das habe ich allerdings noch nicht gelesen. Es interessiert mich nicht, wie sich der lächerliche Börsianer verherrlichen lassen will."

„Ich habe schon lange nicht mehr einen Menschen mit so viel Arroganz angetroffen, Sheppard."

„Meinst du damit mich, Lamentier oder Moul?"

„Dich nicht, aber die Helden der Komödie."

Sheppard findet die Ereignisse nicht sonderlich komisch.

„Wir werden aber", entscheidet jetzt Mc Connell, „eine heimliche Überwachung des Palais Lamentiers einrichten, uns selbst aber damit nicht belasten."

„Du hast zuweilen eine merkwürdige Einstellung zu den Dingen.", erwidert Sheppard, „Aber findest du nicht, dass trotz der unsinnigen Einteilung du dank deiner helleren Einsicht für Lamentiers Leben mitverantwortlich bist?"

„Du verstehst, mir wundervoll ins Gewissen zu reden, Sheppard, aber du überzeugst mich nicht. Der Mann ohne Gesicht tötet nicht ohne zwingenden Grund. Und Lamentier ist für ihn noch kein zwingender Grund. Du siehst, dass er mit ihm spielt und dass die Kriegsansage des überspannten Mannes ihn nur noch frecher macht. Um das Leben Lamentiers bin ich keinen Augenblick in Sorge."

„Aber glaubst du, dass Lamentier gern einen größeren Scheck für so einen Kerl ausschreiben wird?"

„Nein, aber ich gönne diesem eitlen Burschen einen kleinen Denkzettel, der übrigens auch Breuil nicht schaden kann. Und das Geld, das werden wir wieder bekommen. Darum mach dir keine Sorgen, alter Freund."

Sheppard ist nun beruhigt. Mc Connell hat ihm die Verantwortung abgenommen und damit weiß er den Fall in besten Händen.

„Sheppard, du hast mehr Lokalkenntnisse als ich. Wir brauchen vier Leute, einfache, simple Wachposten. Nur ganz dämlich dürfen sie nicht sein!"

„Als Wächter für Lamentier?"

„Das ist das richtige Wort, aber wir müssen die Sache verschwiegen anpacken. Der Finanzmann braucht nichts davon zu merken. Verstanden?"

„Wann sollen die Leute eingewiesen werden?"

„Es genügt Donnerstag 16 Uhr. Moul scheint sehr pünktlich zu sein. Er wird kaum früher kommen!"

Sheppard ist damit zufrieden. Er vereinbart eine kleine Änderung des Dienstes mit Mc Connell, um seinen Auftrag zu erledigen.

„Und noch etwas! Gehe doch am Rückweg zu Lamentier! Du wirst ihn dann wohl in seiner Bank treffen."

„Nicht gerne, aber wenn es sein muss."

„Ja, Sheppard, es muss sein. Biete ihm unsere Hilfe für den kritischen Tag an. Vergiss nicht, ihm die Lage möglichst ernst darzustellen! Und dann der eigentliche Zweck deines Besuches ..."

„Du orakelst heute wieder ..."

„Wieso? Du kannst dir doch denken, dass ich fest damit rechne, dass er unsere Bewachung ablehnen wird. Das muss er doch, nachdem er im Bulletin schon so große Töne angeschlagen hat."

„Ich bin im Bilde. Und was ist der eigentliche Zweck?"

Mc Connell feixt. Ab und zu muss er den Freund und Kollegen doch ein wenig triezen.

„Du könntest doch dein Fingerspitzengefühl wieder einmal beweisen!"

Sein Freund erklärt sofort:

„Das heißt, du willst wissen, ob auch der neue Drohbrief die gleichen Zinken hat, wie der Erste."

„Bravo, Sheppard, Bravo! Pass auf, du wirst noch einmal ein ganz berühmter Detektiv und machst noch Conan Doyle Konkurrenz!"

„Solange ich nicht dich einmal hereinlege, freut mich solcher Ruhm nicht."

„Im übrigen wird es dich interessieren, dass auch Montregue, dem Moul zuletzt einen Besuch abgestattet hat, wie die vorhergegangenen Opfer ein Kunde der Bank Lamentiers ist. Ich habe mich heute erkundigt. Wenn erst der Mann ohne Gesicht dem Finanzmann morgen persönlich seine Aufwartung macht, wird Lamentier womöglich noch seinen Bankrott erklären müssen."

Während dieser Unterhaltung hat Mc Connell das Haus auf der anderen Straßenseite nicht aus den Augen gelassen. Jetzt sieht er jemanden vor Gibbas Haus stehen und nach ihrem Fenstern blicken. Der Unbekannte pfeift den Anfang eines schmachtenden Schlagers und siehe, am Fenster erscheint Gibba.

„Hast du dir den Pfiff gemerkt, mein Freund?"

Sheppard nickt nur, er betrachtet den Mann.

„Kommt mir bekannt vor. Zum Teufel, wer ist das?"

„Das ist kein anderer als der Mann ohne Gesicht."

„Aber du siehst ja sein Gesicht nicht."

„Es ist doch der Mann ohne Gesicht. Sheppard, jetzt hör zu, was die Dame ihrem Troubadour zu sagen hat!"

Was Gibba spricht, ist recht nichtssagend. Um so deutlicher aber ist das Gestikulieren ihrer Hände und Arme. Der merkwürdige Mann steht fast in der Mitte der Straße. Jetzt winkt er, und schon rollt ein Wagen an, hält kaum und entführt den Bekannten der Gibba Marin.

„Du behauptest also, dass dieser Mensch Moul gewesen sein soll, Mc Connell?"

„Ich behaupte es nicht nur, du wirst mir eines Tages erstaunt und verblüfft zugeben, dass er es tatsächlich gewesen ist."

„Und warum hast du ihn dann nicht festgenommen, wenn du deiner Sache so sicher bist?"

„Weil ich erstens Lamentier noch seinen Besuch gönne und die Praktiken Mouls näher kennenlernen will. Zweitens habe ich mich verpflichtet, erst beim dritten Überfall den Mann ohne Gesicht zu fassen und zwar, nachdem ich Augenzeuge seiner Unternehmung gewesen bin!"

Sheppard atmet erleichtert auf.

„Und du kennst ihn?"

„Ganz ehrlich gesprochen, ja und nein! Das Schlimme dabei ist nur, dass ich den Mann kenne, aber nicht weiß, wohin ich ihn tun soll."

*

Sheppard hat für die Bewachung des Palais Lamentiers vier ruhige und zuverlässige Leute gefunden. Drei sind dazu bestimmt, in den Nachbargärten acht zu geben, der vierte soll möglichst unauffällig auf der Straße patrouillieren. Der Auftrag für die Männer ist klar und einfach. Sie haben nur zu beobachten und erst dann einzugreifen, wenn sie den Befehl dazu bekämen oder eine wirklich bedrohliche Lage entstünde.

Schließlich sucht Sheppard noch Lamentier auf. Erst im Vorzimmer des Finanzmannes überlegt er die Neuigkeiten, die er Lamentier vortragen will. Sie alltäglich für die Bulletins zu erfinden, gehört ja sowieso zu Sheppards Aufgaben.

Als er vorgelassen wird, erstattet er dem Börsianer mühelos einen fingierten Bericht und bittet dann um Einsicht in das Original des Drohbriefes.

„Sie können ihn ja mitnehmen.", meint Lamentier, „Wenn Sie ihn mir bestimmt wieder zurückbringen. Aber ich muss mich darauf verlassen können. Der erste Brief ist auf eine mir gänzlich unerklärliche Weise aus den Akten verschwunden. Bisher das wichtigste Beweisstück. Ich habe Moul selbst dafür in Verdacht."

Sheppard unterdrückt ein Grinsen. Erst am Morgen haben er und Mc Connell die Zinkung des ersten Drohbriefes wieder abgetastet.

Sheppard prüft das Papier eingehend. Mit einer Lupe betrachtet er die Schrift, hält den Brief gegen das Licht, befühlt ihn, wie Fachleute das tun und gibt dann das Dokument an Lamentier zurück. Es sei nicht nötig, dass er das Schriftstück mitnehme. Es erzähle nichts anderes, als das Erste.

Diese Auskunft ist richtig, denn Sheppard hat wiederum die Zinkung einwandfrei ertastet.

Beinahe hätte er vergessen, Lamentier Mc Connells und seine Dienste anzubieten, falls er ihrer am Donnerstag bedürfe. Aber Lamentier dankt, sichtlich angenehm berührt. Schließlich erkundigt sich Sheppard noch mit besorgter Miene, ob der Finanzmann etwas dagegen habe, wenn er sich mit Mc Connell zu Beobachtungszwecken in seiner Nähe aufhalte.

Lamentier aber bittet, davon Abstand zu nehmen. Er möchte sich nicht den Anschein von Angst oder Furcht geben. Dass er bereits daran denkt, im nächsten Interview mit der Presse die Ablehnung der angebotenen Hilfe besonders zu betonen, das verrät er Sheppard nicht.

Es ist ein falsches Spiel, das Sheppard mit Lamentier treiben muss. Aber das belastet ihn nicht. Mc Connell trägt alle Verantwortung. Und der weiß, warum er so handelt.

Kapitel 8

Es ist Mittwoch, der Tag vor Mouls angekündigtem Besuch bei dem Finanzmogul Lamentier.

Mc Connell sagt sich mit Recht, dass Gibba besonders beobachtet werden muss. Der „Mann ohne Gesicht" kann ihm nicht mehr entkommen. Dessen glaubt er bereits sicher zu sein. Würde er aber heute vor Sheppard hintreten, um ihm „seinen Täter" zu nennen, so würde jener bei aller Gläubigkeit an des Kollegen geniale Findigkeit nur den Kopf schütteln.

Aber noch fehlt der Beweis. Auch Mc Connell kann seinem Täter wie einst der Staatsanwalt der Gibba Marin nichts Positives nachweisen. Und darauf kommt es an.

Merkwürdigerweise legt der Ermittler so gar keinen Wert auf den Drohbrief, ja er behandelt vielmehr den angedrohten Überfall ziemlich nebensächlich. Warum? Glaubt er vielleicht nicht daran? Hält er Moul für zu schlau dazu? Mc Connell schweigt sich darüber aus, aber er muss wohl seine Gründe haben.

Jedenfalls hat er sich nicht einmal das Gelände um Lamentiers Palais und die möglichen Anmarschwege des von Paris so gefürchteten „Mannes ohne Gesicht" angesehen, sondern nur Sheppard obenhin beauftragt.

Gerade haben sich am Nachmittag Sheppard und der Chauffeur mit dem Wagen bei Mc Connell eingefunden, als Gibba Marin ihr Haus verlässt, weder als Gamma noch als Gibba, nein, als gut gekleidetes, aber schlichtes Bürgermädchen.

Wieder fährt sie von der Gare de l'Est mit dem Metro in Richtung zum Opernplatz, steigt aber erst eine Station nach dem großen Verkehrsstern, in der Rue des Pyramides aus.

Die Detektive ahnen, wohin diese Fahrt zunächst führt. Richtig! Gibba Marin hält auf die Rue de la Paix zu, wo sie ein Juweliergeschäft betritt, um dann durch einen rückwärtigen Ausgang des Ladens das Hinterhaus aufzusuchen, dem sie stets kurze Besuche abzustatten pflegt.

Nun verschwinden Mc Connell und Sheppard in dem Halbrenner, mit dem der Chauffeur den Dreien in die Rue de la Paix gefolgt ist. Der Besuch Gibbas wird zu einem raschen Maskenwechsel benutzt. Ein hochgeschlagenes Notverdeck schützt die Detektive beim Umschminken vor neugierigen Augen.

Nach etwa 10 Minuten kommt Gibba wieder aus dem Juwelierladen.

Wie eine müßige Spaziergängerin schlendert sie der Place Vendôme entgegen, zeigt sich, gleich einer Fremden, besonders für die turmhohe Vendôme-Säule in der Platzmitte interessiert, um sich jedoch in Wirklichkeit umzusehen.

Es ist gut, dass gerade Mc Connell ihr folgt. Völlig gleichgültig, als habe er nie eine Gibba gekannt, nähert er sich der Autobushaltestelle an der Ecke der Rue St. Honore. Auch Gibba, die ihn in seiner Verkleidung nicht bemerkt, behält die Richtung bei, passiert kaum einen Schritt von Mc Connell entfernt die Ecke und wendet sich der kleinen, aber sehr belebten Place de Rivoli zu.

Jetzt lässt Mc Connell Sheppard der Gibba folgen und fährt den beiden im Wagen nach. An einem Blumenstand hält der Chauffeur, um für den Detektiv einen Strauß Blumen zu besorgen.

Leider macht dieses gemütliche Bummeln Gibbas eine unauffällige Verfolgung viel schwieriger, als die wildeste Hetzjagd. Immer wieder findet sie eine Auslage, ein lockendes Schaufenster, vor dem sie stehen bleibt und Umschau halten kann.

Mittlerweile hat sich Mc Connell in einen eleganten Flaneur verwandelt, der im Typ gerade zwischen dem wirklichen Mc Connell und dem schwarzhaarigen, spießigen Cleant liegt.

Gibba sieht eben an dem Standbild der jungfräulichen Jeanne d'Arc, dem ritterlichen Bauernmädchen empor, als Mc Connell mit einem flüchtigen Blick an ihr vorbeistreicht.

Was will er eigentlich von Gibba? Will er sie ausfragen? Nein, so naiv ist Mc Connell nicht, dass er glaubt, die Gehilfin des Mannes ohne Gesicht lasse sich einfach von einem dahergelaufenen Passanten ausfragen. Zudem muss er alles vermeiden, was in Gibba auch nur den geringsten Verdacht erwecken kann.

Sheppard, der mit dem Chauffeur in einiger Entfernung im Wagen folgt, zergrübelt sich wieder einmal über seinen Freund den Kopf.

Gibba kehrt nun dem lärmenden Verkehr des Boulevards den Rücken zu und bewegt sich der Terrasse des Foillants zu, die den Tuileriengärten gegen die Rue de Rivoli abgrenzt. Beim runden Wasserbecken inmitten einer farbenfreudigen Pracht üppiger Lustwäldchen erreicht sie das Herzstück des Gartens. Füllen auch sorglos promenierende Fußgänger die kiesbestreuten, gepflegten Wege, so ist es doch nicht möglich, aufmerksam suchenden Augen verborgen zu bleiben. Und Gibba sucht.

Nicht argwöhnisch, wie es Mc Connell scheint, wenigstens nicht im Augenblick, nein, sie sucht offensichtlich den jungen Mann, der ihr schon beim Eingang beim Gittertor nachgegangen ist. Jetzt hat sie ihn entdeckt und ihr ist, als suche der beharrliche Verehrer mit allen Mitteln eine Begegnung. Den herrlichen Blumenstrauß hat er demnach ihr zugedacht.

So etwas ist Gibba nicht gewöhnt. Sie hat es nicht leicht im Leben gehabt, hat meist nur die derbe Rücksichtslosigkeit einer nach Erwerb und Reichtümern strebenden Umwelt an sich erfahren.

Gibba müsste keine Frau sein. Ihr Herz beginnt schneller zu schlagen. Die ganze Atmosphäre dieses höfisch galanten Gartens aus Frankreichs Königlicher Zeit, der mondäne Betrieb rings um sie her und die sonnendurchwärmte laue Maienluft verwirren sie. Sie kann den treuherzigen, ein wenig frech und doch wieder schüchtern blickenden Augen Mc Connells „des jungen Mannes," seiner selbstbewussten, aber doch nicht anmaßenden Haltung nicht widerstehen. Ein heimlich entgegenkommendes Lächeln bedeutet Mc Connell, dass er es wagen dürfe, Mademoiselle Marin anzusprechen. Seine gewinnend liebenswürdige Art lässt rasch zwischen den Beiden ein Gespräch aufkommen, in dem er sich als Kunsthistoriker ausgibt.

„Erwarten Sie jemanden?", fragt Mc Connell unbefangen, als er bei Mademoiselle Marin, die ihren richtigen Namen genannt, den Vornamen Gibba aber verschwiegen hat, eine Unruhe wahrzunehmen meint.

„Nein, aber wissen Sie, ich bin da kürzlich in eine ganz dumme Geschichte hineingeraten. Eine Sache, mit der ich gar nichts zu tun habe."

Gibba sieht sich wieder um und fügt hinzu:

„Und seitdem fühle ich mich dauernd verfolgt und beobachtet."

„Seien Sie ganz unbesorgt, meine Liebe. Solange ich an Ihrer Seite bin, wird sich niemand an Sie heranwagen. Ich glaube auch nicht, dass uns jemand folgt."

Mc Connell hütet sich, bereits in den ersten Minuten ihrer engen Bekanntschaft auf diese „dumme Geschichte" einzugehen.

Trotzdem legt Gibba Wert darauf, dass man eventuellen Verfolgern ein Schnippchen schlagen soll. Sie versteht, ihre Furcht vor Entdeckung ins Scherzhafte zu kehren und Mc Connell geht bereitwillig auf den Ton ein. Lachend schlägt er die ausgefallensten Dinge vor, während sie auf ein großes achteckiges Becken zusteuern, in dem die Kinder ihre Schifflein schwimmen lassen. Beide verweilen dort ein wenig und sehen dem Spiel der Kleinen zu.

„Ich habe eine neue Idee, Mademoiselle Marin.", schmunzelt Mc Connell. „Wie wäre es, wenn wir eines der Kinder entführen? Der Verfolger würde dann sicher dadurch getäuscht werden, wenn er kein kinderloses Paar mehr entdeckt!"

Sie lacht ihren Begleiter wegen seiner Absicht aus und macht ihn auf das herrliche Bild aufmerksam, das sich dem Beschauer bietet, der zwischen den Flügelrossen am Portal des Gartens hindurch über die Place de la Concorde mit dem Obelisk von Luksor, und über die Champs Elysees hinweg bis zur Place de l'Etoile blickt.

Aber schon drängt Gibba weiter und schwenkt zur Orangerie hinüber. Mc Connell rät, doch einfach die Gemäldesammlung zu besuchen.

Unüberlegt gibt diesmal Gibba, ohne dass sie es beachtet, zurück:

„Nein. Da sitzen wir erst recht in der Falle."

Mc Connell nimmt diesen Satz sehr wohl auf, tut aber ganz so, als habe er ihn überhört.

Ehe Gibba die Place de la Concorde überquert, verabschiedet sie sich sehr plötzlich von dem Detektiv, der nicht einmal mehr zu der Frage kommt, ob ihm ein Wiedersehen gewährt werde.

Schnell huscht sie davon, schaut sich noch einmal flüchtig um und scheint beruhigt, als sie ihren Begleiter noch am Platze stehen sieht, wo er ihr nachwinkt.

Freilich kann sie nicht ahnen, dass im nächsten Augenblick schon ein anderer hinter ihr her ist. Es ist Sheppard, der aber schon bald zurückkehrt.

„Stell dir mal vor Mc Connell, sie ist im Hotel Crillon verschwunden."

„Na und wenn! Sie wird dort wohl Tee oder einen Cocktail trinken. Das werde ich jetzt auch tun. Sie hat gesehen, dass ich ihr nicht nachspioniere. Und drinnen werde ich taktvoll unsere Bekanntschaft verleugnen, wenn sie in Begleitung ist. Ihr beide könnt ja die Außenwache übernehmen. Also, good bye!"

„Viel Vergnügen.", ruft sein Freund ihm noch nach.

Der Ermittler taucht bald wieder auf.

„Hast du sie nicht mehr gefunden?"

Sheppard macht sich schon Vorwürfe, dass er ihr nicht auf den Fersen geblieben ist.

„Oh doch! Ich will nur das hübsche Mädchen bei ihrem Tête-à-tête nicht stören."

Nun ist Sheppard wirklich verblüfft.

„Sie beraten für Morgen."

„Wer?", entfährt es Sheppard plötzlich.

„Moul und die Gibba."

„Wo?"

„In der Bar. Aber er sitzt mit dem Rücken gegen dich, wenn du vorbeigehen willst."

„Das hat wohl wenig Sinn, Mc Connell! Oder hältst du es für nötig?"

Der Detektiv hält es nicht für nötig. Es ist nicht daran zu denken, dass man die Beiden in ihrem Gespräch belauschen kann.

„Weißt du jetzt endlich genau, wer der Mann ohne Gesicht ist?"

Sheppard brennt die Frage auf der Zunge. Mc Connell hat sie erwartet und als er ihm den Namen nennt, da lacht er ihm ins Gesicht und hält es für einen der üblichen Scherze. Mc Connell ist es recht, dass sich die Debatte über diese Frage auf so eine Weise erledigt.

„Wir können heute ruhig nach Hause gehen, Sheppard. Mehr können wir heute nicht tun. Aber Morgen müssen wir verdammt gut aufpassen, mein Freund, wenn ich auch glaube, dass wir noch nicht zugreifen."

Sheppard kennt sich nicht mehr aus. Er ist bereits am Ende seiner Kunst und grübelt darüber nach, was wohl Mc Connell wieder ausbrütet.

*

„Nein, liebe Gibba. Du wirst Morgen nicht mit von der Partie sein. Mir ist die Sache für dich zu gefährlich. Du bist schon einmal angeeckt und ich darf dich daher nicht allzu sehr der Gefahr aussetzen."

Gibba Marin schmollt. Warum soll sie ausgeschaltet werden? Sie, die bisher unentbehrlich gewesen ist, gerade bei schwierigen Unternehmungen. Wie oft hat er ihr versichert, dass auf niemanden solch ein Verlass sei, wie auf ihr. Und nun bei diesem Coup soll sie zu Hause bleiben? Aber dann kommt ihr wieder die Sorge um ihn hoch. Sie gibt das Grollen auf und bangt.

Um ihre Erregung zu verbergen, beugt sie sich über ihren Cocktail und saugt an dem Strohhalm, den sie aber immer wieder zerbeißt, um einen neuen aus der Papierhülle zu stoßen.

Moul sieht ihr zu, lächelt und sie fragt:

„Und wenn ich dich bitte, mich Morgen mitmachen zu lassen?"

„Nein. Ich habe dir endgültig gesagt, dass das gar nicht in Frage kommt."

„Und warum brauchst du mich gerade bei der morgigen Sache nicht?"

Noch gibt sie den Kampf nicht auf. Moul aber bleibt bei der Ablehnung und versucht ihr die Gründe darzulegen.

„Schau, mein Kind: Der zweite Akt, bei dem ich dich durch niemand ersetzen kann, fällt bei der morgigen Komödie aus."

„Wieso?", fragt Gibba verwundert. „Soll denn dieser reiche Knopf keinen Scheck unterschreiben?"

„Nein, Gibbalein! Diesmal kommt der Scheck noch nicht an die Reihe. Diesmal mache ich ihm nur einen Repräsentationsbesuch. Siehst du, es ist ein zu ungleicher Kampf zwischen ihm und mir. Ich kenne wohl ihn, aber er kennt mich nicht. So eine Partie hat zu wenig Reiz. Vielleicht wird er meine Sonderbemühungen später einmal bezahlen müssen, aber diesmal werde ich mich nur vorstellen und ihm einen kleinen Denkzettel verabreichen, damit er nicht zu übermütig wird."

„Und wegen so einer Bagatelle setzt du alles aufs Spiel?"

Moul legt seine Hand auf die von Gibba und beruhigt sie:

„Das Wagnis scheint mir, je genauer ich es mir betrachte, immer gefahrloser."

„Er hat doch sicher die ganze Sûreté alarmiert."

„Das ist wieder ganz weiblich gedacht. Im Gegenteil! Ich weiß, dass er sich jeder Hilfe der Polizei sogar verboten hat. Und man wird ihm den Gefallen tun. Er hat großen Einfluss."

„Du spekulierst auf seine Eitelkeit?"

51

„Wenn du es so nennen willst, ja. Vielleicht ist er aber von einem ritterlichen Spleen besessen, dass er allein dem Gegner entgegentreten will. Wer weiß es? Aber wahrscheinlich wird er verschiedene Vorkehrungen getroffen haben."

Gibba starrt ihn an. Ihr Gesicht verrät deutlich die Befürchtung, ein vorbereiteter Gegner könne ihrem Freund eine heimliche Falle stellen, die der Aufmerksamkeit selbst eines Moul entgehen kann. Sie kennt ihn aber zu gut, um noch einmal mit der Bitte zu kommen. Einen Augenblick denkt sie daran, ihm heimlich zu folgen und über ihn zu wachen. Doch siegt bald wieder der blinde Gehorsam über ihr Herz. Er hat angeordnet, dass sie zu Hause bleiben soll.

„Und was ist zu tun, wenn dir etwas passiert?"

„Mir wird kein Unheil zustoßen. Du weißt, dass ich Zwischenfälle stets vorausahne. Aber in diesem Unternehmen wird es keine Störung geben. Ich werde dich aber trotzdem sofort verständigen, wenn der Besuch ordnungsgemäß erfolgt ist."

Sie schaut ihn wieder mit bittenden Augen an und erklärt:

„Du glaubst nicht, wie schwer das ist, nachdem ich dich bisher doch immer begleitet habe."

„Ja, aber diesmal kann es sein, dass es zu einer kleinen Schießerei kommt!"

„Habe ich mich je davor gefürchtet?"

„Nein, das nicht. Aber mein Plan ist fix und fertig und für dich ist darin nichts vorgesehen."

„Macht Alpha mit?"

„Nein, aber Beta. Sonst brauche ich niemand, außer dem Rückzugskommando für den Eventualfall. Geht es planmäßig, so treten auch sie nicht in Aktion."

„Das ist diesmal eine merkwürdige Angelegenheit!"

„Aber sie wird klappen, verlass dich drauf!"

Gibba wird trotz allem die Sorge nicht los, sie, die sonst unbekümmert mit Moul das Kühnste gewagt hat. Sie fürchtet diesmal für das Gelingen. Und dabei ist es sicherlich nicht einmal ihre Einbildung, dass ohne sie die Aktion fehlschlagen müsse.

Beide sind die letzten Nachmittagsgäste, die in der Bar aufbrechen. Vor dem Hotel verabschiedet sich Moul von ihr und besteigt seinen Wagen.

*

„Und du bist tatsächlich der Überzeugung, dass der Mann ohne Gesicht morgen keinen Überfall auf Lamentier vorhat?"

„Mein lieber Sheppard! Wie oft soll ich es dir noch sagen, dass ich das für unmöglich halte."

Sheppard versteht seinen Freund nicht mehr und er hat es aufgegeben, sich darüber den Kopf zu zerbrechen. Der ganze Fall Moul scheint ihm ein einziges großes Rätsel zu sein.

Durch die Passage Dubail betreten sie wieder das Haus. Während sie die Treppe emporsteigen, kommt Sheppard ein Gedanke. Er war überrascht, dass er bisher dem Meister entgangen zu sein schien und packt Mc Connell plötzlich am Arm.

„Mensch, was haben wir für einen Bock geschossen!"

Mc Connell lacht vor sich hin. Er ist auf eine solche späte Erkenntnis Sheppards gefasst.

„Na, rede schon!"

„Hast du den Verstand verloren, Mc Connell? Wir haben Moul gefunden und lassen ihn aus den Augen statt ihm in seinen Schlupfwinkel zu folgen. Hat dir die schöne Gibba ... Nein, im Ernst! Mach schnell, vielleicht treffen wir ihn noch im Crillon."

Der Ermittler schmunzelt dem völlig verdutzten Sheppard nachsichtig zu und schließt gemächlich die Wohnungstüre auf. Er spricht zunächst kein Wort und überlässt Sheppard seiner Ratlosigkeit, doch dieser erkundigt sich:

„Du denkst wohl, er hat sich längst verflüchtigt?"

„Das glaube ich nicht einmal. Er fühlt sich vollkommen sicher. Aber siehst du, darin täuscht sich der Mann. Ich kenne nämlich seine Adresse."

„Du? Du ... kennst ... seine ..."

„Gewiss, ich weiß sogar, wo er wohnt!"

„Und du beobachtest ihn nicht?"

„Doch, ich bin dauernd dabei."

Sheppard lässt sich erschöpft auf einen Sessel fallen, und zündet sich eine Zigarette an.

„Das ist zu viel, Mc Connell. Dann sag mir doch bitte allen Ernstes, wer dieser Mann ohne Gesicht ist."

„Warte noch ein paar Tage."

Der Detektiv schneidet eben einen Brief auf, der an Monsieur Cleant gerichtet ist.

Er überfliegt das Schreiben und steckt es zufrieden in die Tasche.

„Schnell, Sheppard! Zieh dir einen Arbeitskittel über und setze dir eine gewöhnliche Perücke auf!"

„Was ist denn nun los?"

„Pass auf! Du steigst jetzt auf das Dach unseres Hauses! Dort wirst du an einer Art Fahnenstange eine Antenne befestigt vorfinden."

„Was soll denn das schon wieder?"

Mc Connell erklärt es ihm.

„Also, hör zu! Endlich hat der Besitzer des Hauses, in dem Gibba Marin wohnt, aus Nizza geschrieben, dass er mir gestattet, meine Antenne zu seinem Haus hinüber zu spannen."

Allmählich dämmert dem Freund, was Mc Connell plant. Minuten später ist er umgezogen. Auch der Ermittler hat sich in einen Elektrotechniker verwandelt und hängt eine Tasche mit Werkzeugen und Draht über seine Schulter.

An der Vorderwand des Hauses lässt Sheppard das lose Antennenende mit dem angeschlossenen Drahtstück hinunter, um sich dann auf die Straße zu begeben.

Mc Connell ist im Haus der Gibba auf das Dach gestiegen. Dort baumelt eine Schnur herab, an der ein Karabiner befestigt ist. Damit zieht er die Antenne hoch, die sein Freund daran befestigt hat.

Jetzt begibt sich auch Sheppard in Gibbas Haus und hilft Mc Connell die Erdleitung der Antenne mit verbreiteten Drahtschlingen am Blitzableiter zu befestigen, der vom Fenster im Treppenhaus aus erreichbar ist. Dann eilt Sheppard wieder in die Wohnung des Freundes zurück.

Beim Hausmeister erhält Mc Connell die Schlüssel zum Keller, wo die Kabel des Fernsprechers einmünden. Schnell ist ein Spannungsmesser angeschlossen und Sheppard ruft von der gegenüberliegenden Wohnung aus Gibba Marins Telefonnummer an. Mit Hilfe des Spannungsmessers hat Mc Connell bald das Kabel zu Gibbas Telefon entdeckt. Als er das Instrument an die dritte Leitung anschließt, registriert das Messgerät die Stromstöße des Anrufes. Damit verbindet Mc Connell seine „Antenne", die jedoch nichts anderes ist, als eine getarnte Abzweigleitung von Gibbas Litze zu seinem Fernsprechapparat.

In wenig mehr als einer halben Stunde ist die ganze Arbeit, die freilich bis ins Kleinste vorbereitet war, fertiggestellt.

Eben haben die beiden ihre Arbeitskittel ausgezogen, als Gibba nach Hause kommt.

„Glück gehabt!", resultiert Sheppard.

„Die Gefahr von ihr entdeckt zu werden, ist nicht so schlimm gewesen.", entgegnet Mc Connell. „Der Weg vom Keller bis zur Türe ist nicht weit und im Keller würde sie uns nicht gesehen haben."

„Na schön! Aber was werden wir Morgen machen? Du willst dich also nicht weiter um Lamentier kümmern?"

„Nein, er schreibt doch heute wieder ausdrücklich in seinem Bulletin, dass er sich selbst stark genug fühle, dem Manne ohne Gesicht entgegenzutreten."

„Ich fürchte, wir werden morgen Abend einen neuen Fall, den Fall Lamentier haben. Wenn dieser verrückte Mensch ..."

„Sheppard, er ist gerade im Moment einer deiner Brötchengeber.", lacht Mc Connell.

„Also, wenn dieser Lamentier dem Moul mit irgendwelchen lächerlichen ..."

„Sheppard, du bist gereizt!", unterbricht ihn der andere.

„Aber nein, mich ärgert die Unvernunft der Laien. Wenn also ... Nun lass mich schon ausreden! Wenn er sich also, was anzunehmen ist, mit Heldenpose zur Wehr setzt, so wird ihn der Mann ohne Gesicht einfach kaltmachen. Und wir sind dann trotz allem die Blamierten."

Mc Connell legt seine Zigarette in den Aschenbecher und reckt sich, als belaste ihn keine Sorge.

„Das wird der gute Moul ganz bestimmt nicht tun. Stelle dir einmal die ganze Szene vor. Darf ich vorstellen: Monsieur Lamentier, berühmter Börsenmann und noch berühmterer Kriminalexperte. – Monsieur Moul, der Mann ohne Gesicht, der gefürchtete Gangster von Paris. Unter welchen Bedingungen wollen die Herren den ritterlichen Zweikampf austragen?" Mc Connell schüttelt sich vor Lachen und fährt fort: „Natürlich will Lamentier in dieser Komödie als Held erscheinen. Er wird große Töne von sich geben, wird die Waffe zur Hand nehmen und ... nicht zum Schuss kommen, weil dieser Moul doch der Tüchtigere sein muss, wenn die Komödie Witz und Sinn haben soll."

„Spötter!", wirft Sheppard ein.

„Moul aber wird sich bei seiner Eitelkeit, auf die ich schon einmal hingewiesen habe, den großen Triumph nicht entgehen lassen, dass er, der Verfolgte, der von allen gehetzte Verbrecher, seinem grimmigsten Feind einen friedlichen Besuch machen wird. Er wird ihm seine Macht fühlen lassen, aber er wird sich hüten, ihn zu töten. Moul ist nämlich ein kleines Reklamegenie. Er versteht, etwas aus sich zu machen. Wenn ich ihn recht verstanden habe, so wirbt er um jene Sympathien, die ein Verbrecher zuweilen bei primitiven Menschen zu gewinnen versteht. Und wenn er Morgen seinen Bluff starten wird, so tut er das in erster Linie, um seine Eitelkeit zu befriedigen."

„Bluff klingt gut für den angekündigten Besuch des gefürchteten Verbrechers."

Mc Connell ist plötzlich gespannteste Aufmerksamkeit. Der Telefonanschluss zu Gibbas Wohnung gibt ein Lichtzeichen. Schnell stülpt er sich den Kopfhörer über.

Im Raum ist nur das leise Summen des Apparates und das Ticken der Standuhr zu vernehmen, deren Zeiger kurz auf 19 Uhr weisen. Sheppard steht leise auf, um das Werk abzustellen, bevor es die siebte Abendstunde mit seinen metallenen Schlägen ankündigt. Mc Connell dankt mit leichtem Kopfnicken.

Sheppard erwartet es kaum mehr, bis sein Freund den Hörer bedächtig abnimmt.

„Spann' mich nicht noch länger auf die Folter! Was hast du erlauschen können?"

Und Mc Connell berichtet:

„Ein gewisser Alpha – wohl ein Deckname wie Gamma – wurde von Gibba-Gamma angerufen. Er hat für den folgenden Tag noch keinen Befehl erhalten. Auch keinen Auftrag zu Erkundigungen oder Vorbereitungen. Anscheinend ist Alpha ein technischer Mitarbeiter Mouls. Dagegen hat es den Anschein, als habe ein Mann mit der Bezeichnung Beta Dienst. Nach den Bemerkungen und Anfragen Gibbas, muss es sich bei Beta um eine Art chemischen Gehilfen des Mannes ohne Gesicht handeln. Was mit Gibba-Gamma geplant ist, davon wurde leider nicht gesprochen. Ich nehme aber an, dass sie eingesetzt wird.

Gibba muss irgendwie Angst haben. Sie forderte zum Schluss Alpha auf, sich zu „seinem", also Mouls Schutz – der Name wurde nie genannt – bereit zu halten, falls er nicht noch einen Befehl bekomme. Und Alpha sagte mit beruhigenden Worten zu. Und ich glaube trotz allem nicht an den Überfall."
Mc Connell beharrt auf seiner Meinung.
„Wir lassen Morgen auf jeden Fall Gibba nicht aus den Augen!"

Kapitel 9

Am Morgen des Überfalls gibt es in Paris keine Zeitung, die nicht den bevorstehenden Besuch Mouls bei Lamentier bespricht. Der Finanzmann hat die Herren der Presse empfangen und ihnen bereitwilligst und ausführlich Auskunft gegeben. Mag schließlich sein Unternehmen gegen den Mann ohne Gesicht schiefgehen, Lamentier trägt das Patent seines Heldenmuts in der Tasche. Er allein wagt es, dem unheimlichen Manne ohne Gesicht entgegenzutreten. Er schlägt jede polizeiliche Hilfe aus und flieht auch nicht auf eine einsame Insel, oder auf eine Jacht.
Er erklärt sich bereit, Moul zu empfangen und ist entschlossen, ihn zu besiegen. Oder ... Nein, das wird nicht ausgesprochen.
Telegramme, Briefe von allen Seiten sprechen dem unerschrockenen Mann die höchste Anerkennung aus. Selbst Lamentiers Freundin bekommt Blumen über Blumen, so dass sie darüber fast die Angst um den Freund vergisst.
Es herrscht ein ganz großer Betrieb am Morgen des Donnerstags in Lamentiers Hause am Boulevard St. Michel, das schon seit den frühen Stunden von einer großen Anzahl Neugierigen umstanden wird.
Germaine Crayot, die gegen ihren Wunsch auf ausdrückliche Anordnung Lamentiers – die Zeitungen hatten nicht versäumt, auch davon zu berichten – an diesem Tag das Haus verlassen muss, hat sich in großer Szene verabschiedet.
Sie wird bei Freunden Lamentiers in Obhut genommen.
Die Privatsekretärin, die sonst im Vorzimmer zum Arbeitsraum Lamentiers sitzt, ist für die nächsten Tage beurlaubt worden. Auch die Dienerschaft soll nicht den Gefahren ausgesetzt sein, denen der „berühmte Lamentier" entgegenschreitet. Sie wird samt und sonders auf sein Landhaus in St. Germain geschickt.
Als Mc Connell von diesen Vorbereitungen durch die verschiedenen Morgenzeitungen Kenntnis nimmt, schüttelt er nur den Kopf. Solches Gehabe passt ganz und gar nicht zu einem Menschen, der sich die Vernichtung eines Verbrechers zur Aufgabe gemacht hat. Wenigstens nicht nach Mc Connells Auffassung. Das ist nichts anderes, als ein eitles Sammeln von Vorschusslorbeeren.
Nun ja, der Bluff kann ja nicht ausbleiben. Für Moul, den „Mann ohne Gesicht", würde es jetzt unmöglich sein, der Einladung Lamentiers Folge zu

leisten. Vor dem Haus des Finanzmannes drängt sich das Publikum Kopf an Kopf.

Mc Connell begreift die Leute nicht, die um einer nicht einmal sicheren Sensation willen Stunden um Stunden ausharren. Gewiss, oder auch vielmehr gerade er kann eine verbissene Geduld aufbringen, aber dann muss die Sache einen Sinn und Zweck haben.

Seit Stunden liegt Mc Connell auf der Lauer. Bald birgt ihn der Zimmerschatten, bald stellt er sich zwischen die offenen Fensterflügel, um wie ein richtiger Pariser Rentner in das ewige Einerlei einer Nebenstraße aus den grauen Häusern hinauszustarren, die selbst in der Frühlingssonne nicht lächeln, weil ihr Antlitz zu vergrämt ist.

Mc Connell hat sich die Pariser Rentengenießer genau besehen und darum kann auch er, ohne sich einer außergewöhnlichen Neugier verdächtig zu machen, halbstundenlang am Fensterbord sitzen und auf das Straßenpflaster oder auf die gegenüberliegenden Fenster blicken.

Etwa gegen halb elf Uhr erscheint Gibba an ihrem Fenster und Monsieur Cleant, alias Mc Connell grüßt mit nachbarschaftlicher Freundlichkeit zu ihr hinüber. Sie hat einen Hut aufgesetzt, ist also bereit auszugehen. Eine rotblonde Perücke trägt sie nicht.

Behende verwandelt sich der Detektiv wieder in den eleganten Flaneur, der am Vortage Gibba Marin ein Stück durch die lenzlichen Tuileriengärten begleitet hat. Durch die Passage Dubail kommt er gerade so rechtzeitig an die Ecke des Boulevard de Magenta, dass er Mademoiselle Marin dort begrüßen kann.

Fast herzlich ist ihr lächelnder Gegengruß und Mc Connell ist es, als sei sie nicht so befangen wie am Vortage. Fast wirkt sie sympathisch in ihrer ganzen Erscheinung. Er erbittet sich das Geleitrecht und sie versichert ihm, dass er wie gerufen komme. Er könne sich nützlich machen. Sie habe die Absicht, bei dem herrlichen Wetter den Weg zu den Halles Centrales und zurück zu Fuß zu machen. Und das könne sie nur, wenn ihr „der Herr" behilflich wäre, einen Arm voll Frühling nach Hause zu tragen.

Das kommt dem Ermittler richtig gelegen.

Munter plaudernd bummeln sie durch die Rue du Faubourg St. Martin, wechseln an der Porte St. Martin über den Boulevard St. Denis in den Boulevard de Sebastopol, eine der Pariser Prunkstraßen. Durch die Rue des Turbigo schlendern sie dann direkt auf die riesigen Hallen zu, wo neben Unmengen von Süßigkeiten und appetitlichen Bissen korbweise Blumen feilgeboten werden.

Mc Connell ist an diesem Morgen außerordentlich unternehmungslustig. Nach wenigen allgemeinen Redensarten bringt er die Rede auf die Sensationsnachrichten in den Zeitungen, auf die Interviews mit Lamentier und er stimmt in den Chor aller Pariser Spießer ein, die in dem „Mann ohne Gesicht" einen gefährlichen Feind sehen. Dann wieder glaubt er trotz allem eine gewisse ritterliche Haltung an Moul feststellen zu müssen und versucht in der Art von Romanschreibern die Handlungen des „Mannes ohne Gesicht" zu heroisieren.

Aber so einfach lässt sich Gibba Marin nicht aushorchen. Selbst den verfänglichsten Zwischenfragen weiß sie auszuweichen, mit der gewitzigen Schlauheit eines Fuchses, der schon einmal einem Tellereisen entschlüpft ist. Bald tut sie uninteressiert und verweist die Sache kurzerhand an die Polizei. Auch ereifert sie sich über die „gewisse Berechtigung", allzu reiche Leute zu schröpfen, mit der Mc Connell sie hereinzulegen sucht.

Der Engländer ist nun entschlossen, aufs Ganze zu gehen:

„Da war doch kürzlich eine hübsche, junge Frau angeklagt, dass sie die Helferin dieses mysteriösen Mannes bei einem Mord gewesen sei. Heißt sie nicht auch wie Sie, Mademoiselle Marin?"

Mc Connell beobachtet Gibba mit einem schnellen Seitenblick. Aber sie hat sich ebenso in der Gewalt, wie bei der Verhandlung.

„Ich weiß, aber sie ist freigesprochen worden, weil die Beschuldigung ein grober Irrtum war. Wissen Sie, der Staatsanwalt stützte sich allein auf die Tatsache, dass die Angeklagte Gibba hieß."

Er zwingt ihrer Beherrschung fast Bewunderung ab.

„Gibba ist zweifellos ein sehr hübscher aber doch sehr seltener Name.", entgegnet Mc Connell.

„Ja, allerdings. Der Name ist so selten, dass die Polizei behauptet, es gibt nur eine einzige Frau in ganz Frankreich, die Gibba heißt und das müsse wohl die Täterin sein, weil Moul seine Begleiterin so gerufen hätte."

„Das ist doch sehr einleuchtend. Ich gebe da der Polizei durchaus recht. Sie nicht?"

Aber selbst diese Worte vermögen Mademoiselle Marin nicht aus der Fassung zu bringen. Sie stockt nur für Sekunden und fährt dann in ruhig freundlichem Ton fort.

„Da bin ich nicht ganz Ihrer Meinung, mein Herr. Denn diese Gibba bin nämlich ich selbst. Glauben Sie, dass ich einem Mörder, wie dem Mann ohne Gesicht, behilflich sein könnte?"

Dieses Geständnis hat der Detektiv nicht erwartet. Solche Kühnheit hat er ihr doch nicht zugetraut und fast wäre er in Verlegenheit geraten. Da aber ist Gibba bereits an einen der Blumenstände getreten.

„Wollen Sie mir nicht bei der Auswahl behilflich sein, mein Freund?"

Mühselig würgt Mc Connell an einer Antwort:

„Gerne, Mademoiselle Marin!"

Auf dem Heimweg spricht man wieder von gleichgültigen Dingen und Mc Connell bittet für den Nachmittag um ein neues Rendezvous, das Gibba aber auf den nächsten Tag verschiebt, da sich für diesen Nachmittag bereits Besuch angesagt hat.

Dies ist dem Ermittler noch lieber als ein Rendezvous, denn nun muss sie entweder zu Hause bleiben oder das Haus verlassen und das kann dann nur um Mouls Willen geschehen.

Sheppard, der am Vormittag nochmals die vier Männer, die am Nachmittag das Palais Lamentiers überwachen sollen, instruiert hat, wartet in Mc Connells Wohnung auf die Heimkehr seines Freundes.

„Ich sah dich schon mit deinen Blumen. Ich finde es stark, einer so fragwürdigen Dame derartige Galanterien zu erweisen.", scherzt Sheppard und sein Freund lacht:

„Sie hat mir aber auch sehr gedankt, obwohl der Kram nur ein paar Francs kostet."

„Kann ich mir denken."

„Nicht wie du meinst. Sie hat mir verraten, dass sie heute Nachmittag zu Hause bleibt und Besuch erwartet."

„Das hat sie dir gesagt?"

„Ja, warum soll sie keinen Besuch bekommen? Sie braucht doch ein Alibi für die fragliche Zeit. Sie wird annehmen, dass die Polizei trotz Lamentiers Veto auf dem Posten ist."

Das Mittagessen lassen sich die beiden Herren aus einem nahen Bistro bringen. Die ersten Stunden des Nachmittags verlaufen ereignislos. Einzelne Leute kommen an das Haustor, aber sie drücken nicht auf Gibbas Klingel, wie mit dem Fernglas eindeutig zu erkennen ist.

Aber knapp vor 16 Uhr tippt ein Finger dicht unter das Marmorschildchen der Gibba Marin.

„Der Besuch!", sagen sich die Detektive gegenseitig.

Sheppard schaltet die Kamera ein. Der Mann ist unbekannt. Als er bald darauf wieder aus dem Haus tritt, muss er der Kamera sein Gesicht zeigen. Für alle Fälle ist er festgehalten.

„Vielleicht trifft sich der Herr jetzt mit Moul?", spöttelt Sheppard.

„Mag sein! Aber Gibba?"

„Wird diesmal Urlaub haben, wenn sie nicht doch noch entschwindet."

Wenn Gibba und ihr Besuch an dem angekündigtem Unternehmen Mouls noch teilnehmen wollen, sind sie reichlich spät dran. Gibba braucht schon für ihre gewöhnlichen Besuche mindestens eine halbe Stunde, meist sogar mehr, um mögliche Beobachter abzuhängen, um so sorgfältiger muss sie doch jetzt vorgehen, um nicht die neue Aktion des Mannes ohne Gesicht zu gefährden. Und dann gar ein solches Unternehmen wie den Besuch bei Lamentier, der unter den gegebenen Verhältnissen schon eine Höchstleistung von Verwegenheit und Sorgfalt verlangt.

Gibba befindet sich tatsächlich zu Hause, als die Standuhr in Mc Connells Wohnung mit fünf Schlägen die Stunde ankündigt, da Moul Lamentier den angedrohten Besuch abstatten will.

Sheppard glaubt immer noch nicht recht an Gibbas Untätigkeit und er bringt nun vor, es sei gar nicht erwiesen, dass der Angriff auf die Minute pünktlich erfolgen müsse. Im Gegenteil. Moul würde so schlau sein und die Spannung erst wieder abebben lassen, bis er Lamentier, der den Mut seines Gegners schon gebrochen wähnt, um so mehr durch einen verspäteten Besuch in Schrecken versetzt.

Aber Mc Connell ist in seiner Meinung nicht zu beirren. Als der Zeiger der Uhr wieder um eine Viertelstunde weiter gerückt ist, meint Sheppard, man solle sich doch bei Lamentier erkundigen.

Aber der Ermittler lehnt dieses Ansinnen ab. Der Finanzmann hat das Angebot der Hilfe ausgeschlagen und damit ist der Fall für Mc Connell erledigt. Er will sich Lamentier nicht aufdrängen.

Diesen Standpunkt billigt auch Sheppard, obwohl ihn die Neugierde rechtschaffen plagt.

Da meldet sich der Anschluss an Gibba Marins Telefon.

„Wer bekommt jetzt recht?", fragt Mc Connell noch kurz, ehe so lautlose Stille ins Zimmer kriecht, dass auch für Sheppard der schwache Ton der Stimme im Kopfhörer zu vernehmen, wenn auch nicht zu verstehen ist.

Mit gemachter Würde verbeugt sich schließlich Mc Connell vor seinem Freund, nachdem er den Bügel mit den Schallmuscheln abgenommen hat.

„Sheppard gegen Mc Connell 1: 0." verkündet er, als gäbe er den Stand eines Wettkampfs bekannt, „Aber die Partie ist noch nicht zu Ende."

„Soll das heißen, Mc, dass ich recht habe und der Überfall stattgefunden hat?"

„Es ist nicht daran zu zweifeln. Moul hat es eben selbst Gibba erzählt. Lamentier nennt er einen aufgeblähten Puter. Passiert sei eigentlich gar nichts. Er habe nur dem Finanzmann seine Macht ein wenig fühlen lassen, leider hat der Mann ohne Gesicht weiter nichts mehr erzählt, sondern Gibba auf einen ausführlichen Bericht vertröstet."

„Na, siehst du ...", Sheppard strahlt über das ganze Gesicht, „... dass meine Meinung sich als die richtige herausgestellt hat. Dieser Moul ist doch ein ganz ungeheuer frecher Patron, dass er es trotz allem gewagt hat, Lamentier zu besuchen."

Der Detektiv lächelt nur still für sich und erst auf die Frage Sheppards, was er dazu sage, erklärt er, dass der vermutlich angewandte Trick zu den einfachsten Manövern gehören dürfte, die der Mann ohne Gesicht ausgeführt habe.

Das versteht Sheppard wieder nicht. Er hat auch jetzt keine Zeit, darüber nachzudenken, denn er will sich noch mit den vier Wächtern treffen, um ihren Bericht entgegenzunehmen. Einer muss Moul doch gesehen haben.

*

Nicht ganz ohne das erhebliche Gefühl, Mc Connell gegenüber recht behalten zu haben, erwartet Sheppard etwa auf dem halben Weg zwischen der Rue de Vinaigriers und dem Palais Lamentiers seine vier Wächter in einem kleinen Bistro am Boulevard de Strassbourg.

Auf 18 Uhr hat er die Männer hinbestellt. Als er aber um diese Stunde das kleine unansehnliche Lokal betritt, das um diese Zeit nur wenig Gäste aufweist, ist der vereinbarte Tisch wohl reserviert, aber unbesetzt. Die Leute sind noch nicht erschienen.

Er ist etwas beunruhigt, weil er durch Mouls Anruf bei Gibba bereits um den Besuch bei Lamentier weiß.

Die Männer sind zudem nicht unerfahren. Zwei von ihnen haben sich schon in anderen Unternehmungen Sheppards bewährt und sogar als findig und gewandt erwiesen, während ihm die beiden anderen von Kollegen empfohlen worden sind.

Seine Stimmung fängt an zu sinken und er erinnert sich des maltriösen Lächelns, mit dem Mc Connell ihm von dem Anruf Mouls bei der Gibba berichtete. Er bestellt einige Benedictins und kippt sie hinunter.

Endlich trudeln mit einviertelstündiger Verspätung die vier Wächter zu gleicher Zeit ein. Sie nähern sich zögernd und ihre Mienen verraten durchaus nicht das Bedürfnis, sich mitzuteilen.

„Meine Herren. Sie schauen mir nicht so aus, als ob Sie sonderlich viel erlebt oder gesehen hätten?"

Sheppards Stimme klingt leicht verärgert.

Die vier Wächter sehen sich erst einmal gegenseitig an, als wolle einer den anderen zum Sprechen auffordern. Dabei haben sie aber längst einen Sprecher unter sich ausgeknobelt. Der Längste und Älteste soll berichten.

Zunächst holt der aus einer Innentasche seines Mantels ein Bündel Kuverts. Dann setzt er sich mit seinen Kollegen schweigend an Sheppards Tisch, um nach einer Bestellung an den Garçon zunächst eine Entschuldigung zu murmeln, Moul müsse irgendwie von seiner Überwachung erfahren haben.

Nun aber berichtet er lang und breit von seiner und der Kollegen umsichtigen Arbeit, die aber insofern ergebnislos geblieben sei, als sie alle, obwohl sogar vor der bestimmten Zeit schon auf dem Posten, keine Person erblickt haben, die der Mann ohne Gesicht oder einer seiner Helfer oder Helferinnen habe sein können. Im Gegenteil. Das Haus sei in der fraglichen Zeit weder von jemanden betreten oder verlassen worden.

Er selbst, der die Straßenfront beaufsichtigte, sei stets von vielen Gaffern umringt gewesen. Als er sich um 18 Uhr auf den Rückweg machte, habe ihn ein Junge angesprochen und ihm einen Brief übergeben. Darauf sei der Bote in der Menge untergetaucht. Den anderen drei Kollegen, welche die Gärten zu beobachten hatten, seien ebenfalls Briefe ausgehändigt worden.

„Hier sind sie!"

Damit übergibt sie der Sprecher an Sheppard.

Statt einer Adresse steht auf dem Umschlag: Ihrem Chef freundlichst zu überreichen!

Die vier Wächter haben die Briefe nicht geöffnet. Sheppard hat mit einem Male das Gefühl, als habe er sich lächerlich gemacht und stehe statt vor einem Erfolg, vor einer Blamage. Gedankenschwer reißt er einen der Kuverts auf.

Indes beharren die Wächter in der festen Meinung, dass der Besuch gar nicht stattgefunden haben könne.

„Doch, meine Herren. Wir wissen sogar von Moul selbst, dass er Lamentier besucht hat.", wirft Sheppard gereizt ein, der jetzt wenigstens das eine Vergnügen hat, in vier maßlos verblüffte Gesichter zu schauen.

Ungläubig sehen sich die Männer an und blicken dann fragend auf ihn.

„Ja, meine Herren, mein Freund ist an eine der Fernsprechleitungen des Gauners angeschlossen."

Die vier Männer erstarren vor Bewunderung.

Währenddessen entfaltet Sheppard die vier Schreiben Mouls.

Die Briefe drücken mit verschiedenen Worten so ziemlich das gleiche aus. Sie sind ein Gruß des Mannes ohne Gesicht und die Unterschrift besteht wieder aus den ineinander gehackten Buchstaben, wie sie Sheppard bereits bekannt sind. An den Rändern ertasten seine Finger wieder die gleichen Zinken, wie sie Mouls letzter Drohbrief an Lamentier aufgewiesen hat.

Der Inhalt der wenigen Zeilen aber ist offener Hohn auf die Wächter und auf Lamentier. Der Name Mc Connell oder der Sheppards ist nicht genannt.

Na ja, das mildert die Blamage. Die Schuld ist wohl bei den Wächtern zu suchen, die sich nicht unbefangen genug zu geben verstanden haben. Immerhin peinlich ist diese Angelegenheit doch und der Spott Mouls lässt Sheppard nicht gleichgültig, besonders wenn er daran denkt, was Mc Connell, der alte Witzvogel dazu sagen wird. Eines steht erneut fest: Dieser Moul spielt mit seinen Gegnern, wie die Katze mit der Maus.

Verärgert scheidet Sheppard von seinen Helfern, die froh sind, ungekürzt ihren Sold erhalten zu haben. Er ist momentan nicht in der Lage, sich ein Bild zu machen.

Vier Männer stehen am hellen Tage rings um das Palais Lamentiers. Vier Männer, die noch dazu einige Erfahrung aufzuweisen haben. Einmütig erklären sie, dass kein einziger Mensch sich dem Hause genähert, oder sich von ihm entfernt hat.

Der „Mann ohne Gesicht" aber ist bei Lamentier eingedrungen. Also gibt es eine Lösung. Moul muss schon vor der Bewachung ins Haus gekommen sein und kann es erst nach Auflösung der Bewachung verlassen haben. Von wo aus aber hat dann Moul Gibba Marin angerufen? Nun, es war dem kaltblütigen Gauner zuzutrauen, dass er aus Lamentiers Arbeitszimmer mit seiner Gehilfin sprach, nachdem er wie üblich, sein Opfer betäubt hat.

In solchen Gedanken begibt sich Sheppard zu Mc Connells offizieller Wohnung. Von dort aus klingelt er bei seinem Freund in der Rue de Vinaigriers an. Mit müden und schicksalsergebenen Worten erstattet er Bericht.

Am anderen Ende der Leitung aber lacht Mc Connell recht vergnügt und deutlich vor sich hin.

„Sheppard, der Kerl hat Humor. Wir müssen beinahe Respekt vor ihm haben. Na, uns beiden hätte er ja keinen solchen Streich gespielt. Wenigstens einer von uns hätte so einen jugendlichen Briefboten geschnappt. Nicht wahr, alter Freund?"

Mc Connell hat eingehängt. Verdutzt und leicht beschämt legt Sheppard den Hörer auf die Gabel. „Da kenn' sich der Teufel aus.", knurrt er vor sich hin und holt sich eine Zigarette aus der Tasche.

Kapitel 10

Es ist schon ziemlich spät geworden, als Sheppard mit Lebensmittelpaketen für Mc Connell und sich selbst, sowie mit dem neuesten Bulletin Lamentiers – ein Eilbote hat es in Mc Connells offizielle Wohnung gebracht – das Quartier in der Rue de Vinaigriers aufsucht.

„Hast du Nachricht von Lamentier?", lautet Mc Connells erste Frage.

„Ja, aber ich konnte sie noch nicht lesen, weil ich mich sofort auf den Weg zu dir machte und dabei alle Hände voll hatte und dann wäre ich wohl gar nicht damit fertig geworden. Es scheint diesmal eine ganze Zeitung zu sein ...."

Sheppard bricht im Satz ab.

„Und weiter?", forscht der Detektiv nach, der bei seinem Freund eine leichte Verstimmung zu bemerken glaubt.

„Und außerdem interessiert mich diese Nachricht auch gar nicht, weil mir der ganze Schwindel ...."

Er hat hastiger und erregter gesprochen, als es sonst seine Art ist.

„Aber alter Junge! Dich trifft daran gar keine Schuld. Beruhige dich wieder! Na gib mal den Schwindel her. Siehst du, das ist eitler Bluff, aber unsere Arbeit ist gediegene Sache, auch wenn du diesmal mit deinen Wächtern auf verlorenem Posten gestanden hast. Das wusste ich im voraus. Aber nun laß uns erst einmal den knurrenden Magen besänftigen. Pack nur deine Leckerbissen aus! Der Tee ist gleich fertig und den Toaster könntest du auch anstecken!"

Mc Connell setzt sich mit einem gesunden Appetit an den Tisch und es sieht ganz so aus, als habe er über der Mahlzeit sowohl den Überfall wie auch das neue Bulletin vergessen.

Schließlich ist es Sheppard, der Mc Connell, als er sich seine Nachtischpfeife stopft, zum Studium des umfangreichen Bulletins anregt.

„Dann tue mir bitte den Gefallen, Sheppard und lies das Zeug vor!"

In der Einleitung steht, dass infolge der Zeitknappheit Lamentier gezwungen sei, diesmal seinen Detektiven die gleiche Fassung vorzulegen wie den Zeitungen, oder besser gesagt, wie der von ihm kürzlich erworbenen Boulevard- und Mitternachtszeitung, die naturgemäß den ausführlichsten Bericht bekommen muss.

„Siehst du, Sheppard? Die Presse ist ihm schon wichtiger als die Sache. Erst wird sie bedient, als ob sie nicht bis morgen früh warten könnte! Aber leg los!"

„Überschrift: Der Mann ohne Gesicht besucht Monsieur Lamentier."

„Das ist nicht wuchtig genug.", ulkt Mc Connell, „Ich würde da viel mehr schreiben: Monsieur Lamentier, der größte Patriot fordert Moul, den geheimnisvollen Verbrecher heraus. Oder so ähnlich! Aber lies weiter!"

„Wie nach den vorausgegangenen Mitteilungen zu erwarten war, stattete Moul, der unheimliche Mann ohne Gesicht, seinem erbitterten Gegner, dem bekannten Finanzmann Georges Lamentier, in dessen Wohnung am Boulevard St. Michel den angekündigten Besuch ab. Lamentier hatte sich bekanntlich nach Empfang des zweiten Drohbriefes, mit dem sich der Mann ohne Gesicht ankündigte, jeden polizeilichen Schutz verbeten. Auch die zahlreichen von ihm in Dienst genommenen Detektive, unter ihnen die berühmtesten Fachleute der Welt ..."

„Das sind wir, Sheppard!", grinst Mc Connell. „Weiter!"

„... waren gehalten, sich dem Palais Lamentiers zur angegebenen Besuchsstunde fern zu halten. Lediglich ein Vertrauter des Innenministers und Freund Lamentiers, Monsieur Charles Redrigue, wie ein zweiter Freund des Finanzmannes, Monsieur Breuil, der sich in der Rolle eines Privatsekretärs im Vorzimmer aufhielt, waren mit dem Hausherrn in dem Palais anwesend. Die drei mutigen Männer hatten sich nur mit kleinen Handfeuerwaffen versehen, von denen sie jedoch nur im äußersten Notfall Gebrauch machen wollten.

Lassen wir den Deputierten Charles Redrigue erzählen:

„Eine Amtsperson gibt zu Protokoll!", witzelt Mc Connell und bläst mächtige Rauchwolken vor sich hin.

„Monsieur Breuil saß im Vorzimmer. Er hatte den Auftrag, im Notfall einzugreifen. Punkt 17 Uhr hörten wir die Klingel der Haustüre. Wie verabredet blieb ich zunächst in Lamentiers Arbeitszimmer, Breuil versteckte sich hinter einem Aktenschrank und Monsieur Lamentier begab sich auf den Korridor, um den elektrischen Türöffner zu bedienen. Mir war, als ob die Zeit stillsteht, als wir auf das Eintreten Lamentiers mit Moul warteten. Aber wir mussten uns in Geduld fassen. Der Hausherr hat uns verpflichtet, ihm nicht eher zu folgen, bis entweder Hilferufe ertönten oder er länger als 5 Minuten ausbleiben würde. Ich saß da, mit der Uhr in der Hand."

„Oh Gott, wie spannend!"

„Unterbrich mich nicht immer, Mc!", ruft der Freund und fährt fort:

„Eben waren die 5 endlos langen Minuten auf die Sekunde genau vergangen, als ich Breuil durch Klopfzeichen aufforderte, mit mir nach Lamentier zu sehen. Breuil antwortete und ich ging zur Türe. In diesem Moment flog wie automatisch geöffnet ein Türflügel auf und herein trat ein Mann, dessen volles braunes Haar weit in die Stirn fiel. Das Gesicht war grauenerregend, war nur eine rosige und gänzlich unbehaarte Hautfläche, in der Augen, Nase und Mund fehlten. Und trotzdem bewegte sich und sprach dieses unheimliche Wesen wie irgend ein anderer normaler Mensch. Die breiten Schultern hingen leicht nach vorne. Der kräftig gewachsene Körper steckte in einem zinnoberroten Umhang und einer schwarzen Gamaschenhose, die seitlich unterhalb der Knie zugeknöpft war. Um die Schultern hing ein weiter schwarzer Frackmantel. Die Hände steckten in silberhellen Wildlederhandschuhen und den Kopf bedeckte ein Barett."

Der Detektiv blickt sichtlich gelangweilt zur Decke hoch und meint:

„Das ist wörtlich die übliche Personalbeschreibung."

„Pass nur auf, da kommt noch etwas!", erklärt sein Freund und berichtet weiter:

„Gleich beim Eintritt zog der Unbekannte aus der Manteltasche ein kleines Instrument, das aussah wie eine Pistole aus Messing. Es folgte fast augenblicklich ein kleines Aufpuffen dicht neben mir und ich fühlte jene Lähmungserscheinungen, die aus den Aussagen früher Überfallener hinreichend bekannt sind. Gleichzeitig schoss der Mann ohne Gesicht auch eine Patrone ins Vorzimmer ab, so dass meine Hoffnung auf ein Eingreifen Breuils zunichte war. Ich glitt in den Arbeitsstuhl Lamentiers, unfähig, auch nur das Geringste zu unternehmen. Zu meiner Schande muss ich gestehen, dass ich erst jetzt bemerkte, dass Moul ohne Lamentier erschienen war. Freilich lag zwischen diesem Gedanken und Mouls Erscheinen nur eine Spanne von etwa 20 Sekunden."

Wieder gibt der Ermittler sehr gelangweilt zu verstehen:

„20 Sekunden den Freund vergessen in solcher Situation. Das ist unverzeihlich."

Sheppard blickt ihn leicht streng an und fragt:

„Sag einmal, hast du ganz vergessen, dass du an diesem neuen Moul'schen Unternehmen nicht ganz schuldlos bist? Du hättest es vielleicht verhindern können, wenn du nicht so sehr von deiner Ansicht überzeugt gewesen wärest, dass der Mann ohne Gesicht Lamentier nicht überfallen würde."

Mc Connell klopft lächelnd seine Pfeife aus und fordert ohne ein Wort auf den Vorwurf zu erwidern, seinen Freund auf, weiterzulesen.

„Für mich stand jetzt außer Zweifel, dass Lamentier in ähnlicher Weise wie ich außer Gefecht gesetzt worden war. Der Mann ohne Gesicht beherrschte die Lage dank seines Lähmungsnebels. Es gab für mich keine andere Möglichkeit, als mit ihm möglichst geschickt zu verhandeln. Mit vieler Mühe stieß ich die ersten Worte hervor. Ich fragte ihn zuerst, ob er denn mit mir verhandeln wollte, da doch sein Besuch meinem Freunde gelten sollte. Darauf gab er mir zur Antwort, dass er die Wahl seines Vertragspartners nach seinem Gutdünken treffe. Ich versuchte ihm nun begreiflich zu machen, dass ich gar keinen Anlass hätte, mit ihm einen Vertrag abzuschließen. Aber Moul wehrte nur mit einer wegwerfenden Handbewegung ab und verlangte, dass ich Lamentier, der zwar bewusstlos, aber nicht in Gefahr sei, seine Bedingungen bekannt geben solle. Er hätte keine Lust, sich mit ihm in Verhandlungen einzulassen. Das wäre nicht der Zweck seines Besuches. Er hoffe, Lamentier hätte seine Ohnmacht ihm gegenüber eingesehen. Er müsste nun seine Vermessenheit mit einer etwa einstündigen Bewusstlosigkeit büßen! Dann legte Moul das bekannte Blatt Papier mit der erst später sichtbar werdenden Schrift in einiger Entfernung von mir auf den Tisch und begann seine Bedingungen aufzuzählen.

1. Einstellung des Kampfes gegen ihn, beginnend mit dem gegenwärtigen Besuch.
2. Sofortige Entlassung sämtlicher Detektive und Beendigung ihrer Arbeiten.
3. Ausstellung eines Schecks über 500.000 Francs.

Ich sagte Moul in meiner Zwangslage zu, dass ich diese Bedingungen meinem Freund Georges Lamentier übermitteln würde. Jedoch gab ich ihm zu verstehen, dass Lamentier diese Bedingungen und zwar sämtliche einschließlich der Letzten kaum erfüllen werde. Ich wäre, so erklärte ich ihm weiter, weder Willens noch in der Lage, ihn dazu zu zwingen."

Sheppard atmet ein paar Mal heftig durch und liest weiter:

„Da ging über die Hautfläche des unheimlichen Kopfes mehrmals ein eigenartiges, abstoßendes Zucken, das wohl ein Lachen sein sollte. Mit einigen spöttischen Worten entfernte sich dann der Mann ohne Gesicht, indem er rückwärts gehend das Zimmer verließ. Es dauerte noch eine Zeit, bis es mir unter Schwierigkeiten gelang, mich zu erheben. Im Vorzimmer hörte ich noch Geräusche die wohl davon herrührten, dass Moul dort Nachschau hielt, ob ihm keine Gefahr drohe. Möglicherweise hatte er dann durch dieses Zimmer und zwar auf dem Wege durchs Fenster das Haus verlassen. Jedenfalls nicht über die Diele, wie sich bei meiner späteren Nachschau ergab."

Sheppard hält wieder inne und blickt dem gelangweilt sehenden Freund prüfend in die Augen. Doch dieser verhält sich zu seiner Zufriedenheit weiter ruhig und so berichtet er lesend weiter:

„Zunächst schleppte ich mich ins Vorzimmer, wo ich Breuil bewusstlos auf dem Boden vorfand. Aus einem Waschbecken schöpfte ich mit großer Mühe ein wenig Wasser, um es ihm ins Gesicht zu sprengen. Breuil schlug daraufhin die Augen auf, aber vermochte nicht aufzustehen. Ich hingegen besaß noch nicht die Kraft und die Herrschaft über meine Glieder, dass ich ihm hätte helfen können. Ich musste ihn zunächst liegen lassen, nachdem ich mich vergewissert hatte, dass er keine ernstlichen Verletzungen davongetragen hatte. Mein nächster Weg führte mich in die Diele. Nur unter Anstrengung brachte ich meinen rechten Arm so hoch, dass ich in dem Raum mit den wenigen Fenstern den Lichtschalter erreichte. Als der kleine Lüster aufflammte, sah ich meinen Freund am Boden liegen. Im ersten Augenblick glaubte ich, Moul hätte ihn getötet, denn seine Muskeln waren völlig steif. Er schien auch nicht mehr zu atmen. Wieder begab ich mich zurück ins Vorzimmer, um in einem Glas etwas Wasser herbeizuschaffen, welches ich über seinen Kopf goss. Da erwachte auch Lamentier aus seiner tiefen Bewusstlosigkeit. Bald vermochte er sich zu regen. Gelähmt war er also nicht. Mit wenigen Worten erzählte er den Vorgang. Moul hätte die Diele betreten, ihm die Hand gereicht und ihn unmittelbar danach mit einem Faustschlag niedergestreckt. Von diesem Moment an bis zum Erwachen wusste mein tapferer Freund, der es gewagt hatte, dem Gegner allein und schutzlos gegenüberzutreten, nichts mehr. Sein Kopf schmerzte, als er sich erhob. Er bereute, sich dem Mann ohne Gesicht auf so ritterliche Art gestellt zu haben. Meine Lähmung löste sich allmählich. Dann begaben wir uns zu Breuil, der sich nach und nach erholte. Er hatte Moul gerade noch das Zimmer betreten gesehen, als der Mann ohne Gesicht auch schon eine jener Patronen ins Vorzimmer abschoss. Kaum waren wir alle wieder bei Kräften, durchsuchten wir sofort das Haus. Lamentier hatte nämlich in seiner Betäubung so vor der Türe gelegen, dass Moul durch sie das Haus gar nicht verlassen haben konnte. Eine gründliche Durchsicht sämtlicher Räume brachte jedoch kein Resultat ...“

„Was zu erwarten war!“, bemerkt Mc Connell trocken.

„Aber immerhin kommst du nicht um die Tatsache herum, dass der Besuch Mouls bei Lamentier stattgefunden hat!“, wirft Sheppard etwas spitz ein.

Doch der Freund sieht ihn nur mit pfiffig durchtriebenen Augen an. Sheppard weiß wirklich nicht, was er von Mc Connell halten soll.

„Und wenn ich dir erkläre, lieber Sheppard, dass ich auch jetzt noch den ganzen Klamauk für eine geschickte Regie Lamentiers halte, der, sagen wir zum Beispiel durch irgend jemand, vielleicht durch einen bestellten Burschen den armen Deputierten, der ja als Zeuge vorzüglich geeignet war, hypnotisieren ließ?“

„Das ist mir denn doch zu unwahrscheinlich, da gehe ich nicht mehr mit, wenn ich mir auch sonst, obwohl ich manches nicht verstanden habe, im Stillen immer wieder sage, du könntest wie so oft doch recht haben, aber diesmal ... Oh, nein Mc Connell! Stelle es dir doch bitte vor: Breuil hat ihn gesehen, den Mann ohne Gesicht, der Deputierte hat ihn gesehen und dessen Schilderung stimmt ganz genau mit den früheren Angaben überein. Oder glaubst du, dass die drei etwa zusammen ein Schwindelkomplott ...?“

„Nein, das glaube ich nicht, aber mindestens Redrigue hat sich bluffen lassen. Breuil ist vielleicht geblendet worden.“

Sheppard verschlägt es die Stimme und doch fragt er:

„Und du bleibst bei der Meinung, dass Moul bei Lamentier gar keinen Besuch gemacht hat?“

„Ja und nein! Warte noch ein wenig!"

*

Zwischen schwellenden Kissen ruht Germaine Crayot, gehüllt in Seide und Spitzen, auf der Couch ihres Boudoirs. Eine in Silber getriebene Stehlampe mit mattrotem Schirm verbreitet ein gedämpftes warmes Licht. Gleich einem lichten Ball hebt sich von schweren, dunklen Vorhängen der schneeweiße Molukkenkakadu ab, der mit einem goldenen Kettchen an seine Stange befestigt ist. Ein Blumentisch nahe der Lampe birgt Zierpflanzen aus der Heimat des krummschnabeligen Vogels, der bereits schläft.

Germaine hält ein Buch in ihren schmalen, feingliedrigen Händen, ohne darin zu lesen. Ihre Augen suchen dauernd die Türe. Sie erwartet Georges Lamentier, der heute seinen großen Tag hat. Die Pariser Zeitungen haben ihm spaltenlang gehuldigt und sein Bild mit lobenden Unterschriften gebracht. Man hat ihn wegen seines Mutes gratuliert und dabei die Gelegenheit wahrgenommen, sich dem mächtigen Manne in empfehlende Erinnerung zu bringen.

Es ist das erste Mal, dass Georges nicht zur gewohnten Stunde bei Germaine erscheint. Mademoiselle Crayot hat Verständnis dafür, dass ihr Freund gerade heute durch alle möglichen ehrenden Besuche aufgehalten werden kann, aber schließlich hat auch sie ein Anrecht auf ihn. Bei diesem Gedanken verzieht sie schmollend ihren Mund. Gelangweilt legt sie das Buch zur Seite, greift nach dem Glas mit Orangeade auf dem kleinen, eingelegten Tischchen und zündet sich eine Zigarette an.

Da wird die Wohnungstüre geöffnet. Germaine erkennt die Schritte, die sich nun ihrem Boudoir nähern. Es ist Georges Lamentier.

Aber keine jubelnde Freude verschönt sein Gesicht, wie sie es sich ausgemalt hat für die Stunde, da sie ihn belohnen will. Er lächelt zwar und überreicht ihr mit einem zärtlichen Kuss ein Bracelet, das aus einem Platinband mit Goldintarsien besteht und von himmelblauen Türkisen eingefasst ist. Doch auf Lamentiers Stirn bildet sich eine Falte, die unstet und kaum merklich zuckt.

Germaine fühlt, dass ihn irgend etwas bedrückt. Nun will sie teilhaben an seiner Sorge, doch der Finanzmann versucht sie zu beschwichtigen. Aber sie meint, dass er sich aussprechen müsse, wenn nicht seine heimliche Verstimmung den ganzen Abend stören soll. Hat er sich den Ärger von der Seele geredet, so würde sich die ganze Spannung von selber lösen. Und darum drängt Germaine ihn so lange, bis er nicht mehr kann. Er muss sprechen.

„Moul verhöhnt mich! Alle Welt lacht mich aus!"

Seine Worte klingen ein wenig theatralisch.

„Aber, mon Cherie, das Gegenteil ist doch wohl der Fall! Du bist der Held des Tages. Ich habe es in allen Zeitungen gelesen."

„Ich weiß es.", lächelt er gequält. „Und nun wird Paris in wenigen Stunden wissen, dass der Mann ohne Gesicht eben wieder einen neuen großen Schlag geführt hat. Ich habe es gerade erfahren. Er spottet meiner, er trotzt und er siegt."

Germaine nimmt seinen Kopf in beide Hände und es gelingt ihr, den Unmut von seiner Stirn zu scheuchen.

Schließlich lächelt er seine Freundin an und meint:

„Man müsste hinter euch Frauen die Sûreté herschicken, denn ihr seid doch die größten Gauner!"

Germaine klingelt. Eine Zofe bringt Erfrischungen.

Kapitel 11

24 Stunden nach dem Besuch des Mannes ohne Gesicht bei Lamentier herrscht in Mc Connells Wohnung in der Rue de Vinaigriers Alarmstimmung.

Völlig überraschend hat um diese Zeit Gibba Marin mit rotblondem Haar und mit dem schwarzen, rot gefütterten Cape über dem Arm ihr Haus verlassen.

Im Augenblick sind sowohl Mc Connell wie sein treuer Helfer Sheppard höchst überrascht, denn Gibba musste demnach einen Befehl erhalten haben, der beiden trotz aller Aufmerksamkeit entgangen ist. Eine recht merkwürdige Geschichte! Denn kein Besuch hat sich seit dem erlauschten Telefonbericht von gestern gezeigt. Gibba selbst hat tagsüber nur völlig belanglose Gespräche mit Lieferanten geführt, die selbst Mc Connell nicht in Argwohn versetzt haben.

Wie aber ist Gibba Marin nur verständigt worden?

Aber Mc Connell ist vorbereitet. Schon steht der Wagen mit allen Bedarfsgeräten für Maskenwechsel bereit. Schlagartig kann die Verfolgung einsetzen. Am Steuer sitzt wieder der Chauffeur, während der Detektiv und Sheppard sich abwechselnd unter verschiedenen Masken Gibba Marin an die Fersen heften. Es ist die übliche Taktik, die Mouls Helferin einschlägt. Über eine Stunde versucht sie ihre Verfolger irre zu führen. Zuerst wechselt sie vom Metro zum Autobus, dann von einer Straßenbahn in ein Taxi, läuft ein Stück zu Fuß, um schließlich im dichten Verkehrsgewühl an der Ecke der Rue Drouot rasch in einen eleganten Privatwagen zu schlüpfen.

Das Jagdfieber der beiden Detektive aber wächst mit zunehmenden Schwierigkeiten. Mc Connell nimmt jetzt ein vorbeifahrendes Taxi, um Gibba nicht zu früh auf seinen nachfolgenden Wagen aufmerksam zu machen.

Erst geht die Jagd über die großen Boulevards Montmartre, Poisoniere, Bonne Nouvelle, St. Denis und St. Martin bis zur Place de la Republique. Nach einer Haarnadelkurve um die „Republique" in Bronze biegt das vornehme Auto Gibbas in die stille Rue Notre Dame de Nazareth. Sheppard folgt in Mc Connells Wagen in guter Deckung hinter dem Taxi.

Als Gibbas Wagen in den Boulevard de Sebastopol einschwenkt, springt der Ermittler in seinen eigenen Wagen.

Kreuz und quer fährt nun die Verfolgte durch das ältere Paris. Indes hat Mc Connell durch das abnehmen des Verdecks die Silhouette seines Wagens verändert.

Plötzlich stoppt an der Place de Viktoires Gibbas Wagen. Mc Connell deutet seinem Chauffeur an weiterzufahren und schlüpft gewandt nach der Straßenseite hin aus dem Wagen, um hinter dem Standbild Louis XIV in Deckung zu gehen. Dem vornehmen Wagen entsteigen die rotblonde Gibba Marin und ein Mann im Frackmantel. Kaum sind beide in dem Hause verschwunden, als Sheppard und der Chauffeur mit Mc Connells Auto die Place de Viktoires umrunden und Gibbas abfahrenden Wagen so schneiden, dass dieser nochmals zum Halten gezwungen wird.

Sheppard besitzt die Geistesgegenwart, mit einer Knopflochkamera den Fahrer zu knipsen, als der sich herausbeugt und dem Chauffeur einige Schimpfworte zuruft.

Dann verschwindet der wenig liebenswürdige Bursche um die nächste Straßenecke. Mc Connells Chauffeur stößt die Türe neben seinem Sitz auf und sieht nach, ob der Wagen nicht in einer Seitenstraße hält, oder ob er weitergefahren ist. Er kann ihn aber nirgends entdecken. Darauf eilt er zu Sheppard zurück.

„Mister Sheppard, haben Sie den Wagen betrachtet? So etwas habe ich noch nicht gesehen. Das muss eine Spezialkonstruktion sein."

Der Angesprochene nickt nur kurz. Auch ihm waren seltsame Einrichtungen daran aufgefallen. Vorsichtig blickt er sich nach Mc Connell um, der sich noch immer hinter dem Denkmal verbirgt.

Der bedeutet ihm durch Zeichensprache, dass zwei Häuser weiter ein Mann patrouilliere, der wohl zur Bande gehöre. Das wieder veranlasst Sheppard, auf den Posten hinzuschlendern, um vielleicht mit dem Mann in ein Gespräch zu kommen.

Gleichzeitig steckt er sich eine Zigarette zwischen die Lippen und tritt auf den Posten zu, um sich Feuer zu erbitten. Vergeblich versucht Sheppard mit dem Mann eine Unterhaltung zu beginnen, aber der brummelt nur eine Antwort und dreht ab. Mc Connell weiß Bescheid. Als sein Freund gemächlich auf das Standbild zuhält, flüstert ihm dieser rasch zu, an welcher Straßenecke er warten solle.

Sheppard kehrt um und bummelt auf die bezeichnete Stelle zu. Durch das mächtige Denkmal geschützt, gewinnt Mc Connell eine Seitenstraße, aus der er auftauchen kann, um Sheppard zu begrüßen, als sähe er ihn heute zum ersten Mal.

In lebhafter Unterhaltung nähern sich die beiden dem Haus, in dem Gibba mit dem Herrn im Frackmantel verschwunden ist. Der Herr ist aber kein anderer als

Moul, der Mann ohne Gesicht. Sie spazieren bis zu dem Posten, der hören soll, was Mc Connell Sheppard erzählt. Demnach erwarten sie eine Freundin, die sich verspätet haben muss.

Nach wenigen Minuten betreten sie harmlos plaudernd das bewusste Haus. Sollte sich drinnen nichts anderes ergeben, so würden sie im Treppenhaus oder im Hausgang das Paar abfangen und sofort vor dem sicher bereits Überfallenen verhören.

Aber das Haus scheint wie ausgestorben. Nur von draußen dringt der Lärm der Straße in das Treppenhaus.

Die Wohnung im Erdgeschoss ist, wie sich Mc Connell schon von der Straße aus überzeugt hat, unbewohnt. Ein Vorraum mit mehreren Winkeln bietet guten Unterschlupf.

Auf beiden lastet eine Spannung, die schier unerträglich wird, zumal schon einige Zeit verstrichen ist, ohne dass sich im Hause irgend etwas ereignet hat. Er vermutet, dass das Paar durch einen anderen Ausgang entwischte, nachdem es vielleicht der Posten gewarnt hat.

Ein ganz leises Knacken ist aus dem ersten Stock zu hören. Die beiden lauschen angestrengt. Aber nichts regt sich mehr. Mc Connell erwägt schon den Gedanken, in die obere Wohnung einzudringen. Soll der Überfall diesmal anders ausgeführt werden als in den bisherigen Fällen? Gibt es dort oben einen Zwischenfall, der den üblichen Ablauf stört?

*

Gustave Charnier, der den ganzen ersten Stock des Hauses an der Place de Viktoires bewohnt, ist nicht nur sehr begütert – koloniale Spekulationen haben ihn reich gemacht – er ist auch der unerschrockene Mann geblieben, der er durch seinen jahrelangen Aufenthalt in den Kolonien geworden ist.

Moul, der sich Charnier als neues Opfer auserwählte, kommt bei ihm an einen Gegner, wie er ihn bisher in den Kreisen der von ihm Heimgesuchten noch nicht gefunden hat.

Dem Mann ohne Gesicht öffnet sich wie jedem Besucher auf sein Klingeln hin die Türe und Gibba hat es nicht schwer, den alten Diener, mit dem der Junggeselle Gustave Charnier allein in dieser Etage lebt, durch ihr bewährtes Mittel einzuschläfern.

Moul selbst macht sich sofort auf die Suche nach Charnier, den er bei der Betrachtung einer Kunstmappe in einem kleinen Jagdzimmer antrifft, das mit afrikanischen Jagdtrophäen reichlich ausgestattet ist.

Moul schießt in dem Augenblick, da er dieses Kabinett betritt, eine Lähmungspatrone ab. Für Sekunden nur ist Charnier überrascht, dann schaltet er einen auf dem Tisch stehenden Ventilator ein, der den Gasnebel von ihm fernhält.

Daraufhin zieht der Mann ohne Gesicht ebenso rasch einen Revolver aus der Manteltasche und richtet ihn auf Charnier, der ihm wehrlos gegenüber steht. Jetzt ist auch Gibba ins Zimmer getreten.

Auf diesen Moment hat Moul gewartet. Mit einem kurzen Wink weist er seine Helferin in die gegenüberliegende Ecke, so dass Charnier von zwei Seiten bedroht ist.

Als auch Gibba ihrer Tasche einen Revolver entnimmt, fasst Moul rasch nach der Litze des Ventilators und reißt sie aus dem Stecker. Dann schießt er eine zweite Gaspatrone ab.

Charnier ist gegen den Lähmungsnebel machtlos. Kraftlos sinkt er zusammen. Moul und Gibba kann das Gas nichts anhaben, da sie sich durch Injektionen dagegen geschützt haben.

Höhnisch schreitet der Mann ohne Gesicht auf sein Opfer zu.

Noch ist nicht aller Widerstand gebrochen. Als der kleine Jagdleopard, der bisher unbemerkt in der Fensternische kauerte, seinen Herrn so bedroht sieht, faucht er kurz auf und krümmt sich zu einem Sprung gegen Moul. Kaltblütig streckt Gibba mit einer gut gezielten Kugel das Tier nieder, dem das Gas merkwürdigerweise nichts anzuhaben vermag. Der Schuss aus dem schallgedämpften Revolver, in dem mit Fellen verhangenem Jagdkabinett wurde von Mc Connell und Sheppard im Treppenhaus als Knacken gehört.

„Haben Sie noch so eine lächerliche Überraschung für mich, Monsieur Charnier? Oder können wir jetzt endlich über unser Geschäft reden?"

Der Kolonialmann schweigt zu dieser zynischen Aufforderung.

„Sie kennen mich doch, Monsieur Charnier? Man nennt mich Moul, den Mann ohne Gesicht."

Über Charniers Gesicht geht ein langsames, aber unverhohlen verächtliches Lächeln. So schnell ist er wirklich nicht einzuschüchtern. Er hat immerhin in seinem Leben schon mancher verdammt schwierigen Situation gegenüber gestanden und sich durchgesetzt. Soll er vor diesem Abenteurer kapitulieren?

Fieberhaft hat Charnier alle Möglichkeiten erwogen, dieser fatalen Situation ein Ende zu machen. Nach Möglichkeit will er es dem unverschämten Gauner besorgen. Aber da ist diese elende Lähmungserscheinung, die jeden Versuch eines Widerstandes ausschaltet. Ohnmächtiger Zorn kriecht in ihm hoch. Wäre er nur nicht gelähmt, was kümmere ihn die Waffe des Gegners. Mit einem überraschenden Sprung und einem kräftigen Hieb wüsste er sich Luft zu machen. Selbst der willensstärkste Mensch hat bei Anspannung aller seiner Kräfte vorübergehend einige schwache Momente oder Krisensekunden, die man nur auszunützen verstehen muss, um auch einen überlegenen Feind in die Knie zu zwingen. Und mit Moul will er schon fertig werden, wenn ... Mit Gibba rechnet Charnier gar nicht, obwohl sie mit ihrem Schuss auf den Leoparden, der schwer getroffen in sein Versteck zurück gekrochen war, Kaltblütigkeit verraten hat. Aber das hat ja im Moment alles keinen Sinn.

Wieder stellt Moul seine Frage, nun schon dringender. Charnier antwortet nicht. Er weiß aus den Berichten, dass die Lähmung nach etwa einer halben Stunde verschwinden wird. Freilich kann Moul neue Patronen abschießen. Aber vielleicht ergibt sich bis dahin eine Möglichkeit.

Charnier ist entschlossen, weiterhin stumme Resistenz zu üben.

Nun versucht es Moul, gereizt über die Schweigsamkeit des Überfallenen, mit Drohungen. Indes tut Charnier jede neue Drohung mit geringschätzigem Lächeln ab.

Der Mann ohne Gesicht fordert den Scheck, aber Charnier lässt es kalt und rührt sich nicht.

Moul will jetzt aufs Ganze gehen. Da meldet sich in seiner Tasche der Ticker. Der Posten auf der Straße erkundigt sich, ob die beiden angeblichen Besucher schon eingetroffen seien. Der Posten weiß genau, dass sie nur zu Charnier kommen konnten, da ja sonst niemand im Hause wohnt.

Jedes weitere Zögern kann nun verhängnisvoll werden, kann Mouls ganzen Plan zunichte machen. Der Mann ohne Gesicht verständigt mit einer kurzen Geste seine Begleiterin, die sich sofort entfernt, um Nachschau zu halten.

*

Es beginnt bereits zu dämmern. Sheppard rät, nicht länger zu warten und gewaltsam in die Wohnung Charniers einzudringen.

Mc Connell lehnt ab und erklärt:

„Das scheint mir nicht ganz so einfach zu sein, mein Freund. Angenommen, die beiden befinden sich noch bei Charnier, so werden sie durch jedes Geräusch, das wir verursachen, alarmiert. Und geräuschlos wird sich die Türe kaum sprengen lassen, das ist klar. Charnier selbst wird uns wenig helfen können, denn sicher ist er durch das Lähmungsgas außer Gefecht gesetzt. Bei einem offenen Angriff sind wir unbedingt im Nachteil und Monsieur Lamentier müsste am Ende den Verlust zweier Detektive bedauern. Nein, so bekommen wir zwei so gerissene Gauner wie den Mann ohne Gesicht und Gibba nicht in die Hand. Aber ich weiß einen Weg, der mir sicherer und erfolgversprechender zu sein scheint."

Kurz nach Betreten des Hauses hat Mc Connell den Hof besichtigt. Dabei waren ihm mehrere Verzierungen am rückwärtigen Haustor aufgefallen.

An dem Steingeschnörkel müsste man doch zum ersten Stock emporklettern können.

Und während Sheppard sich in einen dunklen Winkel am Fuße des Treppenhauses zurückzieht, versucht der Ermittler an der rückwärtigen Wand des Hauses hochzuklettern.

Es geht einfacher, als er vermutet hat. In wenigen Minuten erreicht seine Hand das Blech eines Fensters im ersten Stock. Vorsichtig schiebt er sich an das Fenster heran.

Die Dämmerung ist schon zu weit fortgeschritten, als das er etwas im Innern des Zimmers erkennen kann. Das erschwert natürlich die Lage. Günstig dagegen ist, dass die Flügel des Fensters nur angelehnt sind.

Die Füße des Kletterers vermögen auf den Handbreiten Steinvorsprüngen einen leidlich guten Halt zu finden. Nur die Hände müssen sich mit kleinsten Flächen zufrieden geben. Das erfordert eine außerordentliche starke Beanspruchung der Muskeln, so dass Mc Connell danach trachtet, möglichst bald einen soliden Griff zu finden.

Leicht sind die Fensterflügel so weit nach innen gedrückt, dass seine Hand den Fensterrahmen fassen kann. Mit einem kraftvollen Schwung hebt er seinen Körper auf das Fensterbrett und gleitet geräuschlos ins Zimmer. Der Raum ist leer. Aber draußen auf dem Gang ist ein Geräusch zu vernehmen, als ob sich jemand bewege. Er lauscht und will eben an die Türe huschen, als diese aufgerissen wird. Im Türrahmen steht Gibba mit den rotblonden Haaren, das rote Cape über die Schultern gehängt.

Mc Connell schnellt sich ihr entgegen, aber sie vermag noch rasch die Türe ihm vor der Nase zuzudrücken und sie von außen zu versperren.

„Halten Sie sich ruhig, sonst schieße ich!", zischt es durch die Türe.

Dann ist es, als entferne sich Mouls Helferin nach der Seite hin. Er schaltet das Licht ein und entdeckt am Kamin einen eisernen Hacken, mit dem er sofort die Türe aufzubrechen versucht.

Gibba ist zu Moul geeilt.

Kurz darauf hört Mc Connell aus dem Zimmer, welches schräg gegenüber liegen muss, einen wilden Fluch und Sekunden später das Zuschlagen einer Türe.

Mit der vollen Wucht seines Körpers wirft sich nun der Detektiv gegen die Türe. Das Schloß springt zurück, der Weg ist frei. Schon stürzt er sich in den Raum, aus dem er die Geräusche vernommen zu haben glaubt. Dort findet er Charnier auf einem Stuhl sitzend und allein. Wenige Worte der Verständigung genügen. Sogleich eilt er wieder aus dem Raum, hetzt durch den Gang und jagt über die Treppe den flüchtenden Verbrechern nach.

Der Lärm, den Mc Connells Erscheinen in Charniers Wohnung hervorrief, lockt Sheppard gerade in dem Augenblick aus seinem Versteck, als Gibba die Treppe herab läuft. Mit festem Griff reißt er ihr die rotblonde Perücke vom Kopf.

Dann aber gelingt es ihr, ihn mit einer Gaspatrone kampfunfähig zu machen. Moul sieht, die Treppe herabstürmend, gerade noch das Ende des Zusammenstoßes und versetzt Sheppard einen Schlag, der ihn in seinen Winkel zurückwirft.

Mit schnellen Schritten erreicht Moul Gibba, die ihn hinter der Haustüre erwartet.

Beide hören noch, als sie das Haus verlassen, wie Mc Connell im ersten Stock die Türe öffnet. Der mit dem Ticker bestellte Wagen Mouls taucht im Nu auf. Er muss sich irgendwo in einer der winkeligen Seitenstraßen verborgen gehalten haben.

Der Chauffeur Mc Connells hat die Szene vor dem Hause beobachtet. Er ist ein fixer Bursche und fährt, einem spontanen Einfall folgend, am Hause Charniers vor, kaum dass Mouls Wagen gestartet ist.

Und das ist gut so. Mc Connell hat sich bei Sheppard nur einen Moment aufgehalten und erscheint kurz danach vor der Haustüre.

Rasch winkt er den Chauffeur aus dem Wagen und gibt ihm zu verstehen, dass er sich nach Sheppard umsehen soll. Aber jetzt klemmt er sich hinter das Steuer und rast dem Wagen Mouls nach, den er gerade noch verschwinden sieht.

Die einbrechende Nacht lässt ihn auf kürzeste Entfernung an den Feind herankommen.

Auf alle Möglichkeiten gefasst und in der Absicht, den Verbrecher nicht entschlüpfen zu lassen, öffnet der Detektiv die Schutzscheibe, um Notfalls das feindliche Auto lahm zu schießen.

*

Westlich des Places de Viktoires beginnt ein verwirrendes Durcheinander von Straßen. Dorthin flüchten Moul und Gibba. Der Mann ohne Gesicht hat an seinem Wagen die Zwischenscheibe hochgeklappt, um sich besser mit seinem Fahrer verständigen zu können.

„Rechts! – Links – Links, dann wieder zurück!"

So geht es mehrmals um ein und denselben Häuserblock. Aber Mc Connell ist so schnell nicht abzuhängen. Jetzt schwenkt Moul zur Rue Vivienne ein, rast an der Seite der Nationalbibliothek entlang bis zu dem nachgeahmten Vespasianstempel mit den korinthischen Säulen und der großen Freitreppe, der die Börse beherbergt.

„Zum Teufel, er ist wieder hinter uns!", faucht Moul und gibt Befehl, einen Haken nach links in die Rue du 4. Septembre zu schlagen.

Aber das Auto des Verfolgers flitzt mit unheimlicher Geschwindigkeit hinter der Limousine her. Bis zur Ecke der Rue de Richelieu schießt Mouls Wagen vor, um dann wieder die engere Kurve nach links zu nehmen. Mc Connell hat das Abbiegen seines Vorläufers gerade noch bemerkt und schneidet durch die Rue des Pilles St. Thomas die Ecke ab, so dass er wieder dicht an den vorderen Wagen herankommt.

Gibba, die durch das Fenster in der Rückwand den Verfolger nicht aus den Augen lässt, meint:

„Willst du nicht lieber den Wagen tarnen? So werden wir den aufdringlichen Burschen bestimmt nicht mehr los!"

Moul befiehlt noch im gleichen Moment:

„Dreh bitte am Schalter beide Scheinwerfer auf!"

Es ist die Tarnung für den äußersten Notfall.

Die Schaltanlage befindet sich unter einem Brettchen zu Gibbas Füßen. Das Mädchen kniet sich auf den Boden und hebt den Deckel auf. Mit einem Griff an einem kleinen Zugseil öffnet sie die hochziehbare Außenwand des Kofferraums an der Rückseite des Autos. Hier drinnen sind zwei außergewöhnlich starke Scheinwerfer angebracht, die aufleuchten, sobald die Außenwand hochgezogen wird. Wer dem Wagen folgt, muss stoppen! Zu schmerzhaft trifft das grelle Licht die Augen, das jede Weiterfahrt ins Blinde gehen lässt.

Moul dagegen kann genau wahrnehmen, was hinter ihm vorgeht. Er sieht, dass der Lenker des folgenden Wagens wohl eine kleine Sonnenschutzscheibe vor die Augen zieht, aber schließlich doch abbremsen muss.

„Gibba, Licht aus! Delta, fahre in die nächste rechte Seitenstraße!"

Dieser Abblendetrick macht die zuvor geblendeten Augen noch Sekunden nach dem Erlöschen der Scheinwerfer unfähig, etwas zu erkennen. Diesen Augenblick benützt jetzt Moul, um ohne Licht einen Bogen zu fahren. Aber da er auch vorne starke Scheinwerfer eingeschaltet hat, ist es auch entgegenkommenden Leuten nicht möglich, etwas über das Auto zu sagen, das nun in die Rue de Petits Champs einbiegt.

Aber Moul, der Mann ohne Gesicht, hat nicht mit Mc Connell gerechnet, der schnell den Zweck des Manövers durchschaut und aus einer Seitentasche am Wagen eine starke Schneeschutzbrille geholt und aufgesetzt hat.

Durch die Schneebrille hindurch bemerkt er gerade noch die Schwenkung von Mouls Wagen.

Mc Connell ist ein Meister am Steuer, selbst im dichtesten Verkehr. Hier hat er obendrein den Vorteil, dass ihn nicht allzu viele Fahrzeuge behindern und die meisten Fußgänger und Fahrer augenblicklich anhalten, weil sie noch geblendet sind.

Im vorderen Wagen stößt Moul einen derben Fluch aus, als er den Sportwagen wieder im Spiegel entdeckt.

„Weiter!", knirscht er seinem Chauffeur zu. „Fahren Sie mit höchster Geschwindigkeit!"

In der Rue de la Paix folgt der wendige Sportwagen der schweren Limousine Mouls wieder dicht auf. Der Ermittler ist entschlossen, die Reifen des Gegners platt zu schießen, als plötzlich Mouls Wagen scharf nach links ausweicht und nur mit Mühe an einem entgegenkommenden Autobus vorbeizieht. Mitten in der Fahrbahn steht ein alter Mann, dem vor Schreck die Füße versagen und der jetzt auf dem Asphalt zusammensackt. Mit aller Wucht tritt Mc Connell auf die Bremse und reißt das Steuer nach rechts, um den am Boden liegenden alten

Mann nicht zu überfahren. Kreischend dreht sich der Sportwagen halb um die Achse und rumpelt auf den Bürgersteig. Ein paar Frauen schreien auf und mehrere Männer bemühen sich um den bewusstlosen alten Mann, während andere mit erregten Gebärden sich dem Sportwagen nähern. Ein Schutzmann eilt herbei und bis Mc Connell dem Wachmann die Situation erklärt, ist der Wagen von Moul längst verschwunden.

Schnell haben sich auch die Passanten beruhigt, als sie sehen, dass dem Alten nichts passiert ist. Schließlich gibt es in dieser Straße noch andere Dinge die beachtet sein wollen, als eine kleine belanglose Verkehrsstörung.

In geschmackvoll gestalteten Auslagen zeigen erste Modehäuser bezaubernde Modelle. Auf beigem und blauem Samt funkelt prächtiges Geschmeide und hundertfältig spiegelt sich das Licht in den hübschen Flacons der Parfümerien. Was Paris sonst noch an begehrlichen Luxusdingen zu bieten hat, hier wartet es in höchster Vollendung auf den verwöhnten Käufer.

Mc Connell parkt seinen Wagen, steigt aus und schlendert unauffällig die parkenden Wagen entlang, vielleicht findet er irgendwo einen Anhaltspunkt, oder gar eine Spur. Doch das Glück ist ihm diesmal nicht gewogen.

*

Der Detektiv kehrt verärgert durch die Rue de Petits Champs zur Place de Viktoires zurück, wo er Sheppard vorfindet, der sich inzwischen erholt hat und meint:

„Nun, Mc, geben wir uns die Hand. Dein Gesicht sagt mir, dass der Mann ohne Gesicht auch dir entwischt ist. Der Chauffeur erzählte mir, du wolltest ihn verfolgen."

„Schon gut.", erwidert der Ermittler. „Ein alter Mann lief mir über den Weg und darum ist es Moul diesmal noch gelungen, mir zu entkommen. Aber pass auf, du gehst jetzt zu dem Überfallenen Mann hier im Haus ..."

„Er heißt Charnier ..."

„Schön – ich habe es nicht vergessen – und erzählst ihm, dass wir zwei Amerikaner seien, die es sich zur Aufgabe gemacht haben, den Mann ohne Gesicht zur Strecke zu bringen. Weißt du, so ein bisschen blasiert und großschnäuzig musst du dabei schon tun. Und dann lässt du dir die Einzelheiten erzählen!"

„Und was machst du inzwischen?"

„Ich werde im gleichen Sinne als Mister Brown aus den USA ein paar Zeitungen informieren, um Lamentier ein wenig ins Bockshorn zu jagen."

„Und was soll der Zweck dieser Komödie sein?"

„Dass uns Lamentier wieder einen hübschen Vortrag hält."

„Geht in Ordnung, Mc! Also, dann bis nachher!"

Der Detektiv aber wundert sich noch immer, wie es Moul gelang, ihm zu entwischen.

Kapitel 12

Als an diesem Tage Mc Connell und Sheppard fast zu gleicher Zeit zu später Abendstunde das Haus in der Rue de Vinaigriers betreten, regnet es in Strömen. Der Regen schwemmt Staub, Papierschnitzel, Obstreste und Zigarettenstummel zusammen, um das Ganze den Kanallöchern zuzutreiben.

Sheppard sieht vom Fenster aus eine Weile diesem Spiel zu und er denkt unwillkürlich an die bekannten Felle, die einem plötzlich vor der Nase davonschwimmen. So ist es wohl auch heute am Nachmittag gewesen, der ihnen des Rätsels Lösung hätte bringen können, wenn nicht alles schief gegangen wäre. Freilich, Charnier ist vor Schaden bewahrt geblieben, aber der Mann ohne Gesicht samt Gibba Marin sind entkommen. Sheppard zieht grimmig an einer Zigarette. Das ganze Abenteuer ist besonders für ihn im Grunde genommen doch etwas peinlich.

Seine gedrückte Stimmung will auch nicht weichen, als Mc Connell ein wenig später gegen seiner Erwartung zuversichtlich und gut gelaunt eintrifft.

Er ärgert sich wirklich über seinen Freund. Der tut, als wäre ihm weiß der Himmel was für ein Schlag geglückt.

„Na, Mc, du siehst ja aus, als hättest du eine Schlacht gewonnen. Du freust dich wohl noch über unseren Misserfolg?"

„Beruhige dich, mein Junge. Eine Schlacht möchte ich es nicht nennen, vielleicht ein Gefecht, welches ich, wenn ich mir es so recht überlege, zu meinen Gunsten entschieden habe!"

Verständnislos starrt Sheppard seinen Freund an. Dieser aber grinst stillvergnügt vor sich hin. Für ihn bedeutet auch dieser Tag keinen Verlust. Er war sich im vornherein darüber klar gewesen, dass sich so ein gewiegter Verbrecher wie der Mann ohne Gesicht nicht so leicht stellen lässt. Auf jeden Fall war auch heute wieder etwas erreicht, war neuer Boden im Kampf mit Moul und seinen Helfershelfern gewonnen worden, wenn es auch Außenstehenden, ja selbst Sheppard als Schlappe erscheinen mag.

Die beiden haben es sich in Sesseln bequem gemacht. Mc Connell schiebt seinem Freund die Whiskyflasche und ein Glas zu.

„Trink, Sheppard, du hast es nötig!"

Der Angesprochene leert mit einem Zug das halb volle Glas.

Der Detektiv lächelt nachsichtig und beginnt:

„Sag einmal, du verstehst doch etwas von Mathematik?"

„Ja, was soll es damit?"

„Du weißt also, was eine Gleichung mit mehreren Unbekannten ist?"

„Natürlich! Komm schon endlich zur Sache!"

Mc Connell lässt sich nicht aus der Ruhe bringen.

„Also, dann weißt du auch, dass man Unbekannte zu Bekannte machen kann, wenn man gewisse Beziehungen zwischen den Unbekannten und Bekannten herausgefunden hat."

Sheppard schüttelt den Kopf und erwidert:

„Alles schön und gut, aber alle Theorie ist grau. Wen wir kennen, das ist Gibba. Doch die Tatsache, dass die Gibba Mouls die Mademoiselle Gibba Marin ist, ist weder neu, noch hilft sie uns weiter."

Mc Connell grinst seinen Freund mit einer beinahe unverschämten Offenheit an, ohne ein Wort darauf zu erwidern.

„Lache nicht so gemein! Du lachst mich nur aus.", ärgert sich der gereizte Sheppard.

„Nein, alter Junge, nur an!"

„Bin ich etwa so eine begehrenswerte Dame wie deine Gibba?"

„Was heißt hier mit „meiner" Gibba? So intim war ich mit ihr noch nicht, dass ich ihr gleich die Perücke vom Kopf riss."

Nun lacht auch Sheppard und sein Freund fährt fort:

„Um noch einmal auf die verlorene Schlacht zurückzukommen: Möchtest du nicht dort hinter dem kleinen Türchen meinen Entwickler hervorholen?"

Jetzt erst fällt Sheppard ein, dass dieser Tag doch nicht ganz erfolglos gewesen sein kann.

„Aber natürlich, ich habe ja den Chauffeur von Mouls Wagen geknipst und dann auch noch den Posten."

„Famos, den Letzteren habe ich auch mit der Kamera festgenagelt."

Mc Connell legt wenig Wert darauf, bei seinen heimlichen Aufnahmen mit der winzigen Knopflochkamera, das Gesicht des Betreffenden auf dem Film festzuhalten. Denn Verbrecher vom Schlage Mouls und seiner Genossen waren verwegen genug, Masken zu tragen und wären wohl deshalb mit ihrem Original wohl selten zu identifizieren. Mc Connell bestimmt seine Leute sicherer aus ihren Gesten und charakteristischen Bewegungen. Auch jetzt will er die Aufnahmen seiner Kleinbildkamera mit den Filmstreifen sämtlicher Besucher Gibbas vergleichen.

Das Zimmer wird in eine Dunkelkammer verwandelt.

„Sag mal, Mc, interessierst du dich eigentlich heute für dein zartes Gegenüber gar nicht?"

Mc Connell belustigt die Frage, doch er antwortet:

„Glaubst du, dass Gibba Marin nach dem Vorgefallenen sich noch heute Nacht nach Hause begeben wird? Sie weiß zwar bestimmt nicht, dass gerade wir beide es gewesen sind, die Moul und ihr einen solchen Streich gespielt haben. Für sie ist es sicher die Polizei gewesen und sie wird kaum daran zweifeln, dass diese nach ihrer Entlarvung ihr Haus bewachen wird."

„Dann ist also Gibbas Spur wieder verloren?", meint der Freund.

„Gewiss, aber das macht uns nichts aus! Wir werden hier aus den Fotos eine neue finden. Gib nur acht. Reiche mir doch bitte den Kopierrahmen und die Kassetten mit den Filmstreifen für unser Heimkino herüber!"

Einen davon schiebt Mc Connell auf die Spule des kleinen Filmvorführapparates. Nun erscheint plötzlich an der Wand ein Mann mit einer eigenartigen Ruckbewegung am linken Arm. Der Detektiv macht Sheppard darauf aufmerksam:

„Sieh dir einmal an, was der Ellbogen für eine plötzliche Drehung nach vorne macht, wenn der Arm vorwärts schwingt."

Sheppard bemerkt es. Fällt auch eine solche Eigenheit im allgemeinen nicht auf, so nimmt man sie doch sofort wahr, sobald man besonders darauf aufmerksam gemacht wird.

Der kurze Film läuft bereits zum dritten Male, als Mc Connell den Apparat plötzlich abstellt. Nun lässt er die Projektionslampe auf das dem Kopierrahmen entnommene Lichtbild fallen.

„Nun Sheppard, du wirst wohl nicht bezweifeln, dass das ein und derselbe Mann ist?"

Der Gefragte vergleicht die Bilder, die Fotoaufnahme der Kleinbildkamera und das Filmbild auf der Leinwand.

„Tatsächlich! Das ist der Gleiche. Aber was ist damit gewonnen? Nun wissen wir lediglich, dass ein uns unbekannter Besucher Gibbas an dem Unternehmen des Mannes ohne Gesicht beteiligt gewesen ist."

„Freilich hättest du besser den Mann ohne Gesicht geknipst.", fährt Mc Connell gleichmütig fort, „Aber der hatte es heute verdammt eilig und außerdem ist es in diesem Augenblick bereits zu dunkel gewesen. Aber du hast ihn doch selbst gesehen."

„Ja, natürlich! Aber ich kann nicht mehr erzählen, als die allgemein bekannte Beschreibung schon aussagt. Er sieht genau so aus, wie ich ihn mir nach der Beschreibung vorgestellt habe."

„Na schön. Dann schaue dir doch unseren bekannten Unbekannten noch einmal näher an und denk einmal scharf dabei nach!"

Sheppard kann sich nicht erinnern, diesen Mann schon einmal anderswo gesehen zu haben, doch der Detektiv erklärt:

„Irrtum, mein Freund. Du kennst den Burschen so gut wie ich auch und ich sage dir, wir dürfen mit dem Ergebnis von heute Nachmittag recht zufrieden sein."

Mc Connell schaltet den Vorführapparat wieder ab und dreht die Zimmerbeleuchtung an.

Sheppard lässt sich in einen Sessel fallen und zündet sich eine Zigarette an.

„Geruhst du, meinem Gedächtnis nachzuhelfen?"

Seine Stimme klingt resigniert. Um Mc Connells Mund zuckt ein feines Lächeln. Es bereitet ihm Spaß, seinen Freund noch ein wenig auf die Folter zu spannen, zumal er sieht, dass er sich insgeheim ärgert, weil er nicht auf die Spur kommt.

In seinem friedfertigsten Ton beginnt der Detektiv erneut:

„Siehst du, als ich den Mann vor Charniers Haus auf und ab spazieren sah, da sagte ich mir: Dieses Gangwerk hast du schon einmal gesehen, diese Armbewegung kennst du. Ich überlegte hin und her und siehe, da kam mir der Gedanke, das kann doch nur ... "

„Lächerlich! Einfach unmöglich!" unterbricht der Freund, als er den Namen hört.

Mc Connell jedoch löscht nur das Licht. Er lässt den Film nochmals abrollen und als er die Beleuchtung wieder einschaltet, wendet er sich mit einem fragenden Blick seinem Kameraden zu. Der aber sitzt da, würgt an Worten und staunt.

„Mensch! Tatsächlich! Das ist Breuil. Gar kein Zweifel!"

Mc Connell nickt nur gelassen und nimmt eine andere Aufnahme aus dem hölzernen Kästchen mit der Asbestumhüllung.

„Hier habe ich den nicht maskierten Breuil beim Gehen aufgenommen. Ich habe es noch nicht verglichen. Aber es muss stimmen."

Das Bild gibt ihm recht und zeigt dieselbe typische Bewegung. Schon ruft Sheppard erfreut auf:

„Na, diesen Reinfall gönne ich aber dem aufgeblasenen Lamentier! Eine feine Überraschung! Mouls engster Mitarbeiter als Detektiv bei unserem Auftraggeber. Und ausgerechnet ihm hat Lamentier den Schutz seiner Wohnung und seines Bankhauses übertragen!"

Aber jetzt ergreift wieder der Ermittler das Wort:

„Ich bin mir nur noch im Moment nicht ganz im Klaren, was wir aus dieser Erkenntnis für Folgerungen ziehen wollen. Jedenfalls messen wir uns nicht den Verdienst zu, sondern den „amerikanischen Kollegen" von heute Nachmittag."

„Sage doch nicht immer wir, wenn du von deiner alleinigen Leistung sprichst.", wehrt Sheppard ab, doch der Detektiv gibt sofort zu verstehen:

„Allein kann keiner alles leisten. Der Erfolg liegt in der richtigen Zusammenarbeit!"

„Geht in Ordnung, Mc! Aber was wirst du jetzt mit Lamentier anfangen? Lässt du ihn in die Karten gucken oder wartest du, bis du auch den Mann ohne Gesicht zwischen deinen Fingern hast?"

Der Gefragte überlegt kurz und antwortet:

„Auf jeden Fall werde ich Morgen wieder einmal Lamentier einen kleinen Besuch abstatten. Er wird vermutlich wütend auf seine Angestellten werden!"

*

Mc Connell weiß, dass er Lamentier nicht vor 10 Uhr im Büro antrifft. In einer halben Stunde ist der Weg dorthin mit Metro und Autobus von der Rue de Vinaigriers aus zurückzulegen. Und Mc Connell ist im allgemeinen ein Minutenschinder, der sich seine Wege genau austüftelt.

Heute aber geht er zu Fuß und ist überdies eine halbe Stunde früher dran, als notwendig wäre.

Er bummelt gemächlich die beiden großen Boulevards entlang, bis zur Rue de Rambuteau, dann hinüber zu den Hallen, die er achtlos durchschreitet. So kommt er an die eine Ecke des Louvre und müsste nun eigentlich den Weg über die vom gestrigen Regen schmutziggelbe Seine nehmen.

Aber irgend ein unbestimmtes Gefühl, eine Ahnung oder eine instinktive Witterung, wie immer man es bezeichnen mag, heißt ihn zu den Tuileriengärten zu gehen, obwohl sich dort um diese frühe Stunde kaum ein Mensch aufhält. Dann überquert er die Place de la Concorde.

Der Detektiv muss dabei unwillkürlich an seinen Flirt mit Gibba denken, der damals hier abbrach. Drüben liegt das Crillon-Hotel. Aber dorthin zieht es ihn nicht. Er schlendert die andere Seite des Champs Elysees hinunter, ohne in dieser Richtung ein bestimmtes Ziel zu verfolgen.

Da erblickt er mit einem Male an einem der Tische, vor dem Restaurant Ledoyen ein Paar. Es ist Gibba Marin mit seinem Kollegen Breuil, der Vertrauensmann Lamentiers.

Mc Connell ist ohne Maske, denn er will sich ja zu Lamentier begeben. Gibba würde ihn also nicht erkennen. Sie hat ihn noch nie ohne Verkleidung und ohne Schminke gesehen. Und Breuil sitzt glücklicherweise nicht mit der Front gegen ihn.

Ohne langes Zögern nimmt Mac Connell außer Hörweite an einem der Nachbartische Platz, wobei er dem merkwürdigen Paar den Rücken zukehrt.

Beide haben von dem Neuankömmling keine Notiz genommen.

Der Ermittler bestellt sich zunächst ein kleines Frühstück und schreibt dem Garçon auf einem Zettel eine Anweisung. Danach setzt er eine Brille mit ausnehmend großen Gläsern auf.

Das Prisma, welches in Mc Connells Brillengläsern eingeschliffen ist, fängt das Bild hinter ihm auf, um es einem kleinen Spiegelchen mitzuteilen, das der Detektiv in der Hand verbirgt.

Es sieht indes so aus, als sei der Detektiv ganz in eine Zeitung vertieft, die bereits einen ausführlichen Bericht von dem gestrigen Überfall Mouls auf Charnier bringt. Auch von den „amerikanischen Detektiven" ist darin lobend die Rede.

Im Innern des Lokals aber steht der Garçon am Telefon und liest Sheppard auftragsgemäß wörtlich vor:

„Herr G.G.B. sitzt gemütlich im Ledoyen und erwartet Ihre baldige freundliche Aufwartung."

Sheppard dechiffriert die Nachricht, die ihn auffordert, in guter Maske Mc Connell abzulösen, der ihn in der Nähe des Restaurants Ledoyen erwarte.

Nicht lange danach hört Mc Connell das Hupzeichen seines Wagens. Er erhebt sich und hat das Empfinden, von dem Paar nicht bemerkt worden zu sein. Selbst Breuil dürfte ihn kaum erkannt haben, sonst würde er Gibba auf ihn aufmerksam machen.

Aber jetzt soll sich Sheppard in ihre Nähe setzen.

Mc Connell geht, nachdem er an der nächsten Straßenecke seinen Freund und den Chauffeur informiert und ihnen eingeschärft hat, Gibbas jetzigen Aufenthalt zu ermitteln, gut gelaunt seiner Wege zu Lamentier und preist im Stillen seinen „Riecher", der ihn zu so ungewöhnlicher Stunde in das Restaurant Ledoyen geführt hat.

Sheppard braucht nicht allzu lange warten. Breuil verabschiedet sich bald darauf und nach einer Weile entfernt sich auch Gibba. Er und der Chauffeur folgen ihr unauffällig im Wagen.

Gibba muss sich recht sicher fühlen, denn sie unterlässt diesmal ihre üblichen Kreuz- und Querfahrten und benützt den Autobus über die Seine zum Boulevard St. Germaine.

Dort steigt sie aus und erledigt einige Besorgungen in den eleganten Geschäften der Avenue.

Gibba Marin hat offenbar Zeit. Sie hält auf den Jardin du Luxembourg zu und setzt sich dort auf eine Bank. Dann wieder schaut sie für eine Weile an einem der Spielplätze den Kindern zu, klopft einem der Reiteselchen das graue Fell und plaudert mit dem Führer, dem sie ein Trinkgeld gibt.

Der in seinen Formen zwanglos angelegte Renaissancegarten erleichtert Sheppard die Beobachtung. Nur macht sie ihm wenig Spaß.

Immer wieder gibt es Verzögerungen, immer wieder Aufenthalte.

Wenn sie nur wenigstens Hunger bekommen würde! Die Zeit des Mittagessens ist schon längst vorbei!

Sicherlich wartet Mc Connell bereits auf seinen Bescheid. Der Besuch bei Lamentier hat kaum viel Zeit in Anspruch genommen.

Aber erst am späten Nachmittag verlässt Gibba Marin den Park und steuert dem Boulevard St. Michel zu.

Keck geht sie an der Wohnung ihres und Mouls Todfeindes, am Hause Lamentier vorbei, macht nach einer Weile nochmals kehrt und passiert erneut das Palais, um dann in die Rue Denfert Rochereau einzubiegen. Dort verschwindet sie in einem Haus.

Eine gehörige Portion Frechheit ist das, denkt sich Sheppard und schleicht sich in das Haus, um festzustellen, in welchem Stockwerk Gibba eine Wohnung betreten wird. Doch da ist nichts mehr zu hören.

Durch eine rückwärtige Gangtüre gelangt er in einen kleinen Hof. Hier steht nur eine unansehnliche, in einem Gartenhaus untergebrachte Schlosserei. Kein Mensch ist darin zu entdecken. Gibba ist verschwunden.

*

Als am Vormittag des gleichen Tages Mc Connell mit einem Packen Zeitungen Lamentier seine Aufwartung macht, findet er ihn in gereizter Stimmung vor.

„Gut, dass Sie selbst kommen, Mc Connell! Ich habe Sie lange nicht mehr gesehen."

„Monsieur Lamentier.", entgegnet der Ermittler merklich kühl. „Ich hatte wichtigere Dinge zu tun. Sie sehen ja, dass der Mann ohne Gesicht wieder am Werk ist, nur dass ihm diesmal das Konzept ein wenig in Unordnung gebracht wurde."

Diese Antwort bringt den Finanzmann erst recht auf die Palme und er tönt:

„Ich habe das allerdings heute Morgen schon in einer Reihe von Zeitungen gelesen, aber ich vermisse dabei, dass einer meiner Leute an dem gelungenen Angriff auf diesen großen Verbrecher beteiligt gewesen ist."

„Immerhin empfinde ich es als tröstlich, dass man dem Gauner endlich einmal auf der Spur ist."

Mc Connell tut bewusst naiv, obgleich er aus Lamentiers Rede auch gegen sich und seine Arbeitsmethode einen schweren Vorwurf heraushören muss.

„Das scheint mir gar nicht so tröstlich zu sein. Wozu habe ich mich mit einem Stabe von ersten Detektiven umgeben, wenn andere dann die Arbeit leisten?"

„Verzeihen Sie, Monsieur Lamentier, ich denke, es ist Ihnen einerlei, wer diesen Halunken unschädlich macht, wenn nur Ihre Vaterstadt von dem Schrecken befreit wird."

Der Finanzmann blickt ihm fest in die Augen und ruft:

„Nein, mein Lieber, da sind Sie völlig falscher Meinung. Ich habe es mir in den Kopf gesetzt, dass dieser Kerl durch meine Leute gefangen wird. Und darum werde ich diese Amerikaner in meine Dienste nehmen. Verstehen Sie mich?"

„Ach so?"

Was liegt doch alles in diesen zwei Worten! Lamentier muss sich zweifellos dadurch verhöhnt fühlen, aber Mc Connell kann sich diese kleine wegwerfende Bemerkung nicht verkneifen.

Aber der Bankier achtet nicht darauf und fragt:

„Sie kennen doch sicherlich eine Menge Ihrer Kollegen?"

Mc Connell bejaht.

„Haben Sie eine Ahnung, wer hier an der Arbeit sein könnte? Ich betone Arbeit, denn das ist brauchbare Arbeit."

Der Detektiv lacht in sich hinein, aber seine Miene verrät nicht, wie sehr ihn der Ärger seines Auftraggebers belustigt.

„Gestatten Sie mir zunächst eine Frage."

„Bitte, Mister Connell!"

„Wer in Paris könnte ein Interesse daran haben, Ihnen, Monsieur Lamentier, Konkurrenz zu machen und die beiden Amerikaner zu engagieren?"

Der Gefragte legt kurz die Stirn in Falten und erwidert:

„So meinen Sie das? Ja, das ist außerordentlich schwierig. Ich habe wohl einige offene, sicherlich aber sehr viele versteckte Neider. Unter ihnen müsste der Auftraggeber der beiden Amerikaner zu finden sein."

„Können Sie mir einen Namen nennen?"

„Das ist natürlich nicht gut möglich."

„Und glauben Sie, dass es leicht ist, Monsieur Lamentier, herauszubringen, wer von den vielen tausend Detektiven sich zur Zeit in Paris aufhält? Es ist nämlich eine Gepflogenheit dieser Zunft, sich nicht erst öffentlich anzukündigen."

Fast sieht es aus, als will Lamentier aufbrausen. Aber er beherrscht sich und bemerkt von oben herab, dass es ja schließlich nicht seine Aufgabe ist, etwas ausfindig zu machen, dazu halte und bezahle er seine Detektive.

„Sagen Sie einmal, Mister Mc Connell, sind Sie noch nicht auf die Idee gekommen, bei den einzelnen Redaktionen anzufragen, welche die Berichte der amerikanischen Detektive gebracht haben?"

Der Finanzmann kommt sich recht überlegen vor, aber sein Gegenüber verzieht keine Miene und erwidert mit sachlicher Gelassenheit:

„Mit solchen Methoden kommen Sie nicht zum Ziel, so einfach ist unser Gewerbe nicht. Der Detektiv, der sich bei den Redaktionen meldete, nennt sich Brown aus den USA. Es ist aber mit Bestimmtheit anzunehmen, dass dies nicht sein wirklicher Name ist. Darüber hinaus hat er jede weitere Angabe verweigert."

„Ach, Sie haben sich schon erkundigt? Und mehr wissen Sie mir nicht zu berichten?"

„Doch Monsieur Lamentier. Auch ich habe die Zeit nicht nutzlos verstreichen lassen. Nur dass ich nach meinen Methoden gearbeitet habe. Zum Beweis dessen habe ich Ihnen einiges mitgebracht."

Die Hochnäsigkeit des Finanzmannes verwandelt sich zusehends in Spannung.

Der Ermittler greift aus seiner Brieftasche einige Fotos und einen Filmstreifen heraus.

„Monsieur Lamentier, sehen Sie sich einmal dieses hübsche Bildchen an!"

„Ein Mann auf der Straße. Wer soll das sein?"

„Das ist der Posten, der bei dem Unternehmen Moul gegen Charnier „Schmiere" gestanden hat."

Lamentier starrt Mc Connell erstaunt an und fragt:

„Woher haben Sie das Bild?"

„Einen Augenblick! Betrachten Sie sich erst noch dieses Bild!"

Äußerst interessiert sieht sich Lamentier die Aufnahme an und bemerkt:

„Augenscheinlich der Chauffeur eines Autos."

„Gewiss, nur dass es der Fahrer des Moulschen Wagens ist.", erklärt Mc Connell in seiner trockenen Art.

„Das ist ja ausgezeichnet! Wie kommen Sie zu diesen Bildern?"

„Ich bin noch nicht fertig. Hier ist ein kleiner Filmstreifen, der Ihnen die Begleiterin Mouls, die bekannte Gibba, zusammen mit einem anderen Helfer des Mannes ohne Gesicht zeigt."

„Ich bin wirklich sehr erstaunt und spreche Ihnen für diese Arbeit meine vollste Anerkennung aus. Vergessen Sie bitte meine anfängliche Gereiztheit!"

„Ich freue mich, Monsieur Lamentier, dass wir uns wieder verstehen. Aber wie gesagt, ich bin noch nicht ganz zu Ende."

Der Finanzmann ist plötzlich Feuer und Flamme und erkundigt sich mit schnellen Worten:

„Sagen Sie jetzt nur noch, dass Sie bereits ein Bild von dem Mann ohne Gesicht besitzen?"

„Noch nicht! So ohne weiteres lässt sich der nicht knipsen. Aber ich habe die beiden amerikanischen Detektive gesprochen ..."

„Meinen Respekt, Mister Connell!"

„Sie sind bereit, sich Ihnen unter der Bedingung zur Verfügung zu stellen, dass Sie ihnen erlauben, auch weiterhin selbstständig zu arbeiten. Ebenso haben sie sich vorbehalten, nur durch mich mit Ihnen in Verbindung zu treten. Dafür können Sie ruhig an die Presse weitergeben, dass die beiden Amerikaner bereits von Ihnen so erfolgreich gestern angesetzt worden sind."

„Großartig, Mister Mc Connell! Kann ich Ihnen irgend einen Gefallen tun? Aber sagten Sie nicht etwas von einer doppelten Freude?"

Der Detektiv muss über die plötzliche Wissbegier seines Auftraggebers lächeln und antwortet:

„Gewiss! Ich werde Ihnen noch heute Abzüge von diesen Bildern schicken."

„Zu meiner freien Verfügung?"

„Ja. Sie können die Bilder ruhig an die Zeitungen schicken. Nur die Originale darf ich nicht aus der Hand geben. Sie gehören den beiden Amerikanern."

„Sagen Sie doch auch den beiden Herren meine höchste Anerkennung!"

Mc Connell verabschiedet sich, ohne seinem Auftraggeber verraten zu haben, dass er Breuils Spiel durchschaut hat.

Kapitel 13

Auch wenn die Stunde etwas verfrüht ist, luncht Mc Connell im Britannique, um bei den geplanten Arbeiten am Nachmittag nicht mehr gestört zu werden. Danach begibt er sich in seine offizielle Wohnung in der Rue Reaumur, die er seit längerer Zeit nicht mehr betreten hat.

Kaum hat er die Tür hinter sich geschlossen, als ihn die Klingel wieder zurückruft. Draußen steht Breuil, der ihn mit betonter Herzlichkeit begrüßt.

Mc Connell bittet seinen Gast ins Herrenzimmer und entschuldigt die leichte Unordnung in seinem Junggesellenhaushalt.

„Sie müssen darüber hinwegsehen, lieber Monsieur Breuil. Ich bin zu sehr an meinen verlässigen Diener gewöhnt. Aber mit Likör, Zigaretten oder einen guten Shag für Ihre Pfeife kann ich aufwarten."

„Trinken Sie lieber einen Hennessy oder einen Cointreau?", erkundigt sich Breuil lächelnd.

Mc Connell holt beide Flaschen aus dem Schrank und schiebt den Rauchtisch an die Garnitur heran, in welchem der Besucher Platz genommen hat.

„Nun schießen Sie los, Monsieur Breuil, was führt Sie zu mir, wo drückt der Schuh?"

„Ja, der Grund meines Besuches ist eigentlich unsere liebe Konkurrenz, die uns bei Lamentier bereits die Hölle heiß macht."

„Wieso? Fürchten Sie die Amerikaner?"

„Fürchten ist wohl zu viel gesagt. Ich befürchte nur, dass unser Chef wenig entzückt sein wird, wenn ihm andere nach all seinen Bemühungen und Aufwendungen die Lorbeeren vor der Nase wegschnappen!"

„Ach so! Na, da können Sie ganz beruhigt sein. Ich habe die Kollegen schon für unsere Arbeitsgemeinschaft gewonnen. Lamentier weiß das auch und hat bereits die ersten Beweise ihrer Mitarbeit in Händen."

Breuil blickt ihn verblüfft an. Der Gastgeber beobachtet jede Bewegung im Gesicht seines Gegenüber und sucht aus dem Spiel der Züge zu ergründen, was Breuil eigentlich von ihm will, nachdem er sich offenbar noch nicht erkannt sieht. Fürchtet er Mc Connell? Versucht er ihn irrezuführen oder auszuhorchen?

„Wieso? Woher wissen Sie denn das?"

Die Überraschung Breuils scheint ein wenig gekünstelt. Hat ihn Lamentier vielleicht schon informiert? Doch jetzt berichtet der englische Ermittler:

„Ein Zufall hat mich mit dem Kollegen zusammengeführt. Und da dachte ich mir, Lamentier wolle sich ihrer gerne versichern, nachdem sie schon einen solchen Erfolg aufzuweisen haben. Ich verhandelte mit ihnen und bin einig geworden."

„Kennen Sie die Herren schon von früher?"

Breuil hat etwas Lauerndes an sich.

„Flüchtig!", entgegnet Mc Connell.

„Na, bei Ihren Erfolgen hat man schließlich Verbindung mit der ganzen Welt!"

„Hören Sie, Monsieur Breuil, wir wollen uns doch gegenseitig nicht beweihräuchern."

„Nein. So ist es auch nicht gemeint. Aber sagen Sie, Mc Connell, die Leute interessieren mich enorm ..."

„Kann ich mir denken.", unterbricht ihn der Detektiv und der Franzose wird für einen Augenblick unsicher.

Als aber Mc Connell völlig harmlos dreinblickt, fährt er fort:

„Können Sie mich nicht mit diesen tüchtigen Kollegen einmal bekannt machen?"

Mc Connell hat wenig Lust, vor Breuil eine Komödie aufzuführen, aber er darf ihm jetzt keinen Grund zum Argwohn geben.

„Dazu wird sich sicher einmal eine Gelegenheit bieten, wenn auch die Herren wenig gesellig zu sein scheinen."

„Wieso? Soll das eine Absage sein?"

„Von mir aus nicht, Monsieur Breuil, aber vielleicht werden die Amerikaner ablehnen. Sie verwehren sich ja auch, mit Lamentier unmittelbar zu verhandeln."

Der Engländer hat bei diesem Bescheid Breuil schärfer betrachtet, als es seine lässige Haltung und der gleichgültige Schein seines Auges vermuten lassen.

Auf Breuils Stirn wird eine steile Falte sichtbar.

„Merkwürdige Kameraden!"

„Die Herren haben nicht so unrecht."

„Aber ich bitte Sie, Mister Mc Connell!"

In seiner Stimme schwingt eine leichte Verstimmung mit, doch der Detektiv beginnt erklärend:

„Die Kollegen stehen auf dem Standpunkt, dass alle Bindungen eine Belastung sind, die ihre Arbeit nur hemmt. Dass sie recht damit haben, beweist ihr immerhin schon erstaunlicher Erfolg. Denn sie scheinen dem Täter auf eine Spur gekommen zu sein!"

Um Mc Connells Lippen spielt wieder ein feines Lächeln, als er die schlecht verborgene Beunruhigung im Gesicht seines Gastes erblickt.

Breuil sieht seinen Plan, den englischen Detektiv auszuhorchen, scheitern und verabschiedet sich schnell.

*

Mc Connell hat sich unverzüglich an die Herstellung der Bilder gemacht, die er heute Vormittag Lamentier zusagte. Als er das Bündel eben verschnürt und einem herbeigerufenen Boten zur Bestellung übergeben hat, kommt Sheppard von der Verfolgung Gibbas zurück.

„Du hier? Das überrascht mich. Gibt es etwas Besonderes?"

„Breuil hat mich besucht und sich nach den Amerikanern erkundigt. Aber ich habe ihm zu verstehen gegeben, dass die amerikanischen Kollegen wenig Wert auf neue Bekanntschaften legen. Aber erzähle du! Hast du Gibbas gegenwärtigen Aufenthalt ermittelt?"

Der Freund berichtet, während sie ihrer zweiten Wohnung in der Rue de Vinaigriers zustreben. Dann erzählt auch Mc Connell von seiner Unterredung mit Lamentier. Als sie in die Rue de Vinaigriers einbiegen, meint der Ermittler: „Eigentlich hat ja unsere Bude nicht mehr viel Sinn. Gibba wird so schnell nicht zurückkommen und der Posten in der Passage wird sich über uns auch schon ein Bild gemacht haben. Natürlich ist er einer von Mouls Leuten. Einiges wird ihm unklar sein, aber dass wir keine Verehrer der Gibba sind, wird er doch schon gemerkt haben. Wir müssen uns einen neuen Unterschlupf suchen. Vielleicht in der Nähe des neuen Quartiers von Gibba?"

„Das wollte ich dir auch schon vorschlagen."

„Na gut, also abgemacht! Wir verlassen Morgen unsere zweite Behausung und du versuchst noch herauszubringen, wo genau Gibba Marin verschwunden ist. Unter die Erde kann sie sich kaum verkrochen haben."

„Mein lieber Mc, bei dieser Bande ist alles möglich!"

„Natürlich. Also mache dich Morgen in aller Frühe auf die Suche. Jetzt aber machen wir uns oben noch einen gemütlichen Abend."

„Von dieser Seite kenne ich dich ja noch gar nicht. Seit wann veranstaltest du ohne einen besonderen Grund Freudenfeste?"

„Nun, ich habe heute mal so ein Bedürfnis nach einem fröhlichen Zusammensein und außerdem ist es mir gerade so, als müsste noch irgend etwas passieren."

„Was orakelst du da wieder zusammen? Deine Ahnungen in Ehren, aber immer muss es ja nicht sein, dass sie sich erfüllen. Du machst ja noch der seligen Pythia, so hieß doch die antike Dame, Konkurrenz, die auf einem Dreifuß über Erddämpfen saß und dauernd Weisheiten von sich gab, die fast keiner verstand."

Als Mc Connell die Türe seiner Wohnung in der Rue de Vinaigriers aufgeschlossen und den Korridor betreten hat, bleibt er plötzlich stehen und atmet mehrmals prüfend die Luft ein.

„Sheppard, hier in der Wohnung ist vor kurzem ein Fremder gewesen!"

„Woher willst du das wissen?"

„Ich rieche es. Ein ganz bekannter Geruch! Was ist das nur?"

„Am Schluss ist es ein Betäubungsgas oder so etwas ähnliches?"

„Nein! Irgend ein Mensch riecht so, den ich kenne. Ein ganz ausgefallener Geruch!"

„Ich habe noch gar nicht gewusst, Mc, dass du so eine empfindliche Nase hast. Ich merke nichts."

„Nein, ohne Spaß!"

Beide gehen in das Beobachtungszimmer und der Detektiv fährt fort:

„Weißt du, das ist nicht der Hauptgeruch, den jeder Mensch an sich hat. Das ist der Geruch irgend eines Menschen, der mit Chemikalien zu tun hat. Lass mich mal nachdenken! ... Ich habe es! Breuil riecht so! Hast du das noch nie bemerkt? Der Mensch duftet, als käme er ständig aus einem chemischen Laboratorium."

„Vielleicht ist das gar nicht so ausgeschlossen!", spricht der Freund einen Gedanken Mc Connells aus.

„Jetzt glaube ich auch seinen Besuch in meiner offiziellen Wohnung zu verstehen. Der Bursche wollte sich vergewissern, ob ich dort bin."

„Vermutest du, dass Breuil dir hinter dein Doppeldasein gekommen ist?"

„Ich kann es mir nicht denken, dass er den Zusammenhang kennt. Aber wir wollen sicherheitshalber damit rechnen."

„Und was hältst du davon, Mc, dass dieser Besuch von niemand anderem als von Gibba Marin inszeniert worden sein kann, die in dir, beziehungsweise in Monsieur Cleant einen ihrer gefährlichen Beobachter sieht. Möglicherweise glaubt sie, dass du vielleicht mit den Amerikanern in Verbindung stehst, die ihr und Moul bei dem letzten Unternehmen so zu schaffen gemacht haben."

„Nicht übel, Sheppard, diese Erklärung hat etwas für sich, aber lass uns jetzt einmal nach Spuren suchen. Nur gut, dass du gestern noch unsere hübsche Bildersammlung in meine offizielle Wohnung gebracht hast."

Der Detektiv öffnet eine Schublade der altertümlichen Kommode, reckt sich aber gleich wieder hoch und lacht auf:

„Weißt du, was hier lag? Ich sage, lag?"

Sein Freund zuckt die Schultern.

„Gibba Marins rotblonde Perücke. Dein Beutestück von Mouls Überfall auf Charnier."

Beide kennen und denken im Augenblick wohl an den Aberglauben, der in Verbrecherkreisen eine große Rolle spielt und bisweilen unverständliche, ja gefährliche Handlungen erst erklärlich macht. Aber dass Gibba oder Breuil einer Perücke wegen das immerhin bedenkliche Wagnis eines Einbruchs in Mc Connells Wohnung unternehmen, vermuten sie fast als unwahrscheinlich.

Und schon fährt der Ermittler fort:

„Die Perücke ist nur eine Nebenbei-Beute, aber was ist der Hauptzweck?"

„Vielleicht hat der geheimnisvolle Besucher irgend eine Höllenmaschine hinterlassen! Sei vorsichtig!"

„Ich glaube, die Leute arbeiten stiller."

Beide sehen das Wohnzimmer ab, schauen in Bad, Küche und einem leerstehenden Zimmer nach, das die Besitzerin der Wohnung bewohnt hat. Jetzt öffnen sie die Türe zum Schlafzimmer des Detektivs.

Sofort fällt den beiden beim Schein der Zimmerlampe ein schwarzbrauner Punkt auf dem Kopfkissen auf, der sich bewegt.

„Was ist denn das für ein Ding?", fragt Sheppard.

Der schwarzbraune Punkt ist nicht eben klein, fast so groß wie ein kleiner Krebs und diesem auch in der Form nicht unähnlich, wie sich beim Nähertreten herausstellt.

„Zurück!", ruft plötzlich Mc Connell und packt seinen Freund am Arm.

„Nanu, Mc, warum so ängstlich vor einem so ulkigen Käfer?"

Aber Sheppard verstummt abrupt, als das Tier mit einem beachtlichen Satz wenige Zentimeter vor ihm am Boden aufspringt.

„Zurück, Sheppard, du kannst das Tier nicht zertreten, es hat eine unheimlich harte Kruste."

Im Nu holt der Detektiv einen Topf aus der Küche und stülpt ihn über das Getier, das eben wieder zum Sprung ansetzt. Die Sprungkraft ist so groß, dass der Topf ins Wanken gerät. Schnell legt Mc Connell ein paar schwere Gegenstände darauf und meint:

„Da haben wir wieder einmal Glück gehabt. Der Bursche, der in unserer Abwesenheit hier seine Aufwartung gemacht hat, legte mir das Viehzeug in mein Bett. Es ist ein indischer Springkäfer mit einem Giftwerkzeug. Ich glaube, in seinen Zangen. Unfehlbar tödlich! Das gefährliche Tier lebt in Erdlöchern und lauert dort auf seine Beute. Es tötet durch sein Gift selbst größere Tiere. Der Käfer sollte mich also heute Nacht im Schlaf besuchen. Eine niederträchtige Idee! Aber das Insektenpulver hat ihn wohl vorzeitig daraus vertrieben. Jetzt wollen wir dem Tierchen den Garaus machen!"

Der Detektiv atmet befreit auf, weil er sich einer solchen Gefahr entronnen sieht und sein Freund fragt sofort:

„Wie willst du ihm denn beikommen?"

„Wir schieben ihn mit dem Topf auf einen Pappdeckel. Im Bad findest du einen. Und dann ins Küchenfeuer mit ihm!"

Noch sind die beiden in der Küche beschäftigt, da schreckt sie ein neues Ereignis. Irgendwo klirrt ein Fensterglas. Im Wohnzimmer muss das gewesen sein! Sofort ziehen die beiden die Pistolen aus den Taschen und schleichen sich an die Türe des Zimmers.

„Ein Schuss!", bemerkt Mc Connell, der ein rundes Loch in der oberen Fensterscheibe entdeckt.

Die untere Hälfte des Fensters, die schon gesprungen ist, hat die Erschütterung nicht ausgehalten, sie ist in Scherben gegangen und Sheppard stellt fest:

„Man hat wohl auf den Mantel geschossen, den du auf den Stuhl geworfen hast."

„Richtig! Hier ist das Loch. Kein Zweifel, der Schuss ist aus der Wohnung Gibbas abgefeuert worden. Durch unseren Vorhang musste es dem Täter so erscheinen, als säße ich im Stuhl. Nicht schlecht gezielt, das muss man dem Burschen lassen! Wahrscheinlich ist es Breuil gewesen, der doppelt sicher gehen wollte."

„Sprachst du nicht von einem gemütlichen Abend, Mc, den wir uns bereiten wollten? Ich habe bis jetzt verdammt wenig davon gemerkt. Hast du vielleicht noch eine trübe Ahnung?"

Die ironische Bemerkung des Freundes bringt Mc Connell zum Lachen.

„Nein. Für heute ist bestimmt Ruhe. Jetzt glaubt er, mich doppelt getötet zu haben."

„Wer?"

„Breuil natürlich. Er wird erstaunt sein, mich unversehrt zu finden, wenn dieser Anschlag den vermeintlichen Amerikanern gegolten haben soll."

„Was willst du nun unternehmen?"

„Nachdem wir Morgen sowieso die Stellung hier räumen, mögen ruhig der ehrsame Rentner Cleant und sein Freund in den Augen Gibbas und Breuils als die Detektive aus Amerika gelten. Jedenfalls werden die beiden Amerikaner die Zeitungen von den ihnen zugedachten Überfall verständigen. Das besorge ich gleich morgen früh selbst über Lamentier. Dann müssen wir Gibba wieder dadurch ein wenig ermutigen, dass wir in dem Bericht der US-Kollegen zugeben, ihre Spur verloren zu haben. Dann wird sie sich schon wieder sehen lassen."

Sheppard zeigt sich erstaunt und erkundigt sich schnell:

„Du willst also von hier völlig verschwinden?"

„Klar! Was hält mich hier noch? Unser nächstes Ziel ist, Breuil zur Strecke zu bringen und dann nehmen wir uns den Mann ohne Gesicht vor!"

Kapitel 14

Noch in derselben Nacht befasst sich Mc Connell in seiner offiziellen Wohnung an der Rue Reaumur mit dem eingehenden Studium aller Adressen, die er bis jetzt in der Sache gegen Moul und Gibba Marin gesammelt hat.

Ihn beschäftigen vor allem die Häuser, die Gibba des öfteren besucht hat. Nicht, weil er glaubt, damit ihre Spur wieder zu entdecken. Für so unvorsichtig hält er sie nicht. Aber er hofft, unter Umständen dadurch hinter das Geheimnis Breuils zu kommen.

Breuils Wohnung befindet sich in der Rue de Madame, ganz in der Nähe des Jardin du Luxembourg.

Im Hause neben Breuils Wohnung aber hat Mc Connell Gibba mehrmals auf kurze Zeit verschwinden sehen. Was kann sie dort gewollt haben? Nach dem Adressbuch gibt es in diesem Hause einen Schönheitssalon „Zur Bajadere", und das Telefonverzeichnis nennt einen Monsieur Auguste Breuil als Besitzer des Salons. Das ist nun allerdings erstaunlich.

Wie aber kommt ein angeblicher Detektiv zu einem Schönheitssalon?

Freilich, so völlig absurd ist diese Tatsache nicht, denn schließlich muss ein Detektiv mit Schminke und anderen kosmetischen Artikeln umzugehen wissen. Mc Connell selbst ist darin ein Meister. Aber merkwürdig ist diese ganze Angelegenheit doch. Da ist im gleichen Gebäude neben dem Schönheitssalon noch ein chemisch-therapeutisches Institut angegeben. Der Eigentümer heißt

Thoudole, doch seine Wohnung ist weder aus dem Adressbuch noch aus dem Telefonverzeichnis zu ersehen. Wer ist dieser Monsieur Thoudole?

Die Hupe seines Wagens lässt Mc Connell aufhorchen. Unten auf der Straße stehen Sheppard und der Chauffeur mit dem Rennwagen. Als die Sonne im Osten über die Dächer von Paris hinwegblinzelt, ist der Umzug aus der Rue de Vinaigriers vollzogen. Ein arbeitsreicher Tag nimmt seinen Anfang.

Zu früher Stunde läutet Mc Connell beim chemisch-therapeutischen Institut an und verlangt in einer dringenden Angelegenheit Monsieur Thoudole zu sprechen.

Man bedauert, denn Monsieur Thoudole würde sich seit 2 Jahren auf einer Studienreise befinden, lautet die Auskunft. Wer denn der Vertreter und Geschäftsführer sei, will nun der Ermittler wissen. Die Angelegenheit vertrage keine Verzögerung und könnte eventuell der Firma großen Schaden bringen.

Der Sprecher am anderen Ende des Drahtes bittet um einen Augenblick Geduld, unterhält sich mit einer anderen Person im Flüsterton und antwortet schließlich, dass der Mitinhaber und Geschäftsführer Monsieur Breuil sei.

Mc Connell kündigt darauf seinen Besuch für den Nachmittag an. Er gibt sich dabei einen indischen Namen, den er schnell und kaum verständlich ausspricht.

Der erste Gang gilt zunächst Lamentier, dem er einen Bericht der beiden amerikanischen Detektive über den Vorfall von gestern Abend aushändigt. Der Finanzmann verspricht, die Presse davon umgehend zu informieren.

Mc Connell hält sich nicht lange auf und schiebt Besprechungen mit seinen US-Freunden vor, um den lästigen Fragen seines Auftraggebers nach den Fortschritten seiner Arbeit zu entgehen. Er eilt zu der Rue Reaumur zurück und verwandelt sich in einen ziemlich abgerissen ausschauenden älteren Mann, um so das Gelände um Breuils Wohnung, den Schönheitssalon und das chemische Laboratorium zu erkunden.

Auf einer Okarina spielt er zunächst in einem, dann in einem anderen Hof des Hauses an der Rue de Madame. Und beide Male erscheint ein und dasselbe Zimmermädchen am Fenster. Erst im Laboratorium, dann in Breuils Wohnung. Demnach muss also zwischen beiden Räumlichkeiten eine unmittelbare Verbindung bestehen.

Der Detektiv hat genug gesehen. –

Nachmittags betritt ein europäisch gekleideter Inder, der anstatt des Hutes einen Turban trägt, das Haus neben Breuils Wohnung. Kein Mensch würde in diesem Exoten mit dem hellbronzefarbenen Gesicht Mc Connell erkennen. Meisterhaft aufgetragene Schminke hat das Gesicht verändert. Aus dunklen Höhlen blicken etwas müde, glanzlose Augen und die Backenknochen treten ein wenig aus dem Gesicht hervor.

Der Inder lässt sich bei Monsieur Breuil anmelden.

Mit einem skeptischen Blick, der indes dem Detektiv zur gewohnten Pose geworden ist, beäugt er den Besucher, ohne den geringsten Argwohn zu schöpfen.

Der Inder begehrt eine Anstellung in Breuils Schönheitssalon „Zur Bajadere". Er deutet an, dass er über einige Rezepte von mehreren Schönheitsmitteln verfüge, die nur im Orient bekannt seien. Er könne natürlich diese wertvollen Geheimnisse nicht preisgeben, sei aber bereit, sie herzustellen und durch den Salon verkaufen zu lassen.

Breuil sieht in dem Inder eine neue Erwerbsquelle für sein Geschäft. Er will nur noch andeutungsweise wissen, welcher Art denn diese Schönheitsmittel seien.

Ganz leise, als fürchte er Lauscher hinter den Wänden, flüstert Mc Connell ihm ins Ohr, dass er endlich ein wirksames Enthaarungsmittel kenne, welches die Morgenländer Rusma nennen. Außerdem verspricht er das Geheimrezept einer orientalischen Wimperntusche und schließlich noch ein Mittel zum Färben der Augenbrauen auf dunkelblau mit einer Kompresse von besonders behandelten Indigoblättern.

Breuil zögert nun keine Minute mehr, den Inder zu engagieren. Bei dem hohen Honorar, das der Exote für seine Tätigkeit verlangt, zuckt er mit keiner Miene. Er hofft, es schon bald um ein vielfaches wieder hereinzubekommen.

Am nächsten Morgen schon beginnt Mc Connell in einem kleinen Raum des chemischen Instituts zunächst das Enthaarungsmittel aus Schwefelarsen und Kalk zusammenzumischen. Ein duftendes Pflanzenöl mit ganz wenigen Tropfen hilft das Präparat zu verschleiern.

Breuil vergisst fast seine eigentliche Arbeit bei Lamentier. Er ist den ganzen Tag bemüht, die Chemikalien besorgen zu lassen, die Mc Connell benötigt.

Der Inder versteht Breuil dauernd zu beschäftigen. Bald braucht er dies, bald jenes, bald mussten Lederbeutelchen, bald Flaschen beschafft werden. Etiketten sind nötig. So hat Mc Connell genügend Zeit, sich in der Abwesenheit Breuils in dem Laboratorium genau umzusehen.

Am zweiten Tag braut er die Wimperntusche zusammen. Mit dem weißen, fein geschlämmten Antimon aus Persien mengt er das braune Pülverchen, das aus dem getrockneten Tintenbeutel des Tintenfisches gewonnen wird. Ein paar Salze werden mit süßlichen Düften verbunden. Galläpfel müssen das Ihre beisteuern. Alaun darf auch nicht fehlen. Ein Schuss Henna vom Dornstrauch und ein wenig Kupfer werden beigegeben.

Der Inder selbst übernimmt die ersten Behandlungen der Kundinnen und unter ihnen will sich als aller erste Gibba Marin ihre Augen verschönern lassen. Die dunkle Farbe, welche die Tusche den Wimpern verleiht, lässt die Augen größer und glänzender erscheinen.

Auch das Trennen der zusammengeklebten getuschten Wimpern mit einer feinen Nadel besorgt der Inder mit viel Umsicht.

Als Gibba Marin mit getuschten Wimpern und den tizianrot gefärbten Haaren aus dem Schönheitssalon auf die Straße heraustritt, kommen eben zwei Passanten des Weges. Der eine ist Sheppard, der andere Mc Connells Chauffeur. Beide in der Maske harmloser Pariser Spießbürger, die ein Anruf ihres Meisters herbeigeholt hat.

Der Inder ist aus dem Salon getreten und rempelt Sheppard an. In einem gebrochen klingenden Französisch entschuldigt sich der höfliche Exote, während er Sheppard ein Schminktuch zusteckt, das er mit einem Taschenspielertrick aus Gibbas Handtasche entwendet hat.

„Mach schon Sheppard und lass Gibba nicht aus den Augen! Falls sie in irgend einer Wohnung verschwindet, läute unter dem Vorwand an, sie habe das Schminktuch da verloren. Schnell, beeil dich!"

Wieder folgt Sheppard Gibba Marin. Sie durchquert den Luxembourggarten, betritt das erste Haus in der Rue Denfert Rochereau und ist abermals wie vom Erdboden verschwunden.

Mc Connells Gehilfe klingelt bei sämtlichen Wohnungen des Hauses an, aber niemand weiß oder will etwas von einer Dame mit tizianrotem Haar wissen. Verbleibt nur noch die menschenleere Werkstätte im Hof, die Sheppard allmählich verdächtig vorkommt. Diese Bude mussten sie sich einmal näher ansehen, vielleicht ergibt sich hier ein Anhaltspunkt. –

Mc Connell ist wieder ins Laboratorium zurückgekehrt, während Breuil hochbefriedigt nach dem ersten gelungenen Versuch an Gibba Marin das Haus verlässt, um sich durch Luftpost aus Teheran, wo sich einer seiner Schminklieferanten aufhält, einige geheimnisvolle Mixturen zu bestellen.

Da trifft der Ermittler in einem der Versuchsräume einen jungen Mann an, der eben damit beschäftigt ist, in Patronenhülsen aus Pappe, ein Pülverchen einzuwiegen.

Dieses Pülverchen erregt sofort Mc Connells Interesse. Doch der junge Mann zeigt sich äußerst wortkarg.

Der Detektiv stellt sich völlig ahnungslos und erkundigt sich, ob das auch ein Schönheitsmittel sei. Der junge Mann verfügt wohl über wenig chemische Kenntnisse, denn er lügt recht ungeschickt, dass es sich hier um ein Verdauungspulver handelt. Aber daran zweifelt wieder der Inder. Dieses Pülverchen würde doch bei Erwärmung im Magen Gas entwickeln und daher höchst gefährlich sein. Es müsse da ein Irrtum unterlaufen sein. Und dann sei schließlich eine Patronenhülse für ein Magenpulver nicht gerade das geeignete Gefäß.

Der junge Mann wird verlegen. Mc Connell versichert ihm, dass er selbstverständlich das Geheimnis bei sich behalten würde und noch dazu gehört er letzten Endes ja auch zur Firma.

Der junge Mann ist so schnell nicht weich zu kriegen. Da verspricht ihm der Inder, dass er seiner Freundin einige Geheimnisse orientalischer

Schönheitskunst verraten werde, die er selbst vor Monsieur Breuil verheimliche, wenn er ihm Auskunft gibt.

Was ein Schönheitsmittel, das sonst niemand kennt, einer Frau und gar einer Pariserin bedeutet, das ahnt auch schon der Mann mit seinen jungen Jahren. Und er verrät seinen Herrn wegen seiner Freundin.

Dieses Pulver werde – so vertraut er Mc Connell wichtigtuerisch an – für die Polizei hergestellt und ist ein besonderes Tränengas.

Mc Connell blickt den anderen zweifelnd an, doch er bleibt fest bei seiner Aussage und der Detektiv gewinnt den Eindruck, dass der junge Mann davon selbst überzeugt ist. Allem Anschein nach hat Breuil bewusst keinen Fachmann für diese Tätigkeit ausgesucht und dem tatsächlich Ahnungslosen diese Erklärung gegeben.

Dem mit allen Wassern gewaschenen Detektiv gegenüber ist der junge Mann ein einfältiges Kind. Er lässt sich ohne weiteres wegschicken, so dass Mc Connell keine Mühe hat, sich ein wenig von dem Pulver zu beschaffen.

Einen Teil davon will er gleich untersuchen. In seinem Zimmer streut er einer Maus, deren mehrere zu Versuchszwecken in dem Laboratorium vorhanden sind, eine kleine Dosis des Pulvers vor. Die Folgen zeigen sich fast sofort. Das Tier streckt alle Viere von sich. Also stimmt seine heimliche Vermutung. Es muss das Pulver sein, mit dem das lähmende Gas erzeugt wird.

Den Rest des Pulvers verwahrt er. Es ist bis jetzt sein bester Beweis, wenn es so weit sein wird, mit der Sûreté in Verbindung zu treten.

Aber er ist noch nicht ganz zufrieden. Jetzt gilt es zu erfahren, auf welche Weise sich Moul und seine Gehilfin gegen die Wirkung des Lähmungsgases schützen. Der Detektiv sagt sich, dass es wohl dieselbe Flüssigkeit sein muss, die den Opfern zum Scheckschreiben auf die Hand gerieben wird. Vielleicht nur eine stärkere Dosis! Möglicherweise nehmen die Täter vor ihren Unternehmungen ein Bad in dieser Lösung oder sie spritzen sich die Lösung selbst ein. Es kann nicht anders sein!

Der Ermittler sucht weiter in den Räumen. Den jungen Mann hat er nicht mehr zu fürchten. Ihn hat er durch den Verrat des Pulvergeheimnisses ganz in seiner Hand. Alle Formeln sammelt er, deren er habhaft werden kann. Und wo irgend ein Gemisch zu finden ist, entnimmt er eine Probe. Das dürfte bald eine wundervolle Arbeit für die Polizeichemiker ergeben! Die haben so ausgezeichnete Einrichtungen, um hinter solche chemische Geheimnisse zu kommen. Möglicherweise verwahrt er bereits in einem der Gläser die mysteriöse Tinte, mit der Moul seine Mahnzettel schreibt.

Jetzt ist es Zeit, die Sûreté zu verständigen. Am besten besorgt das Sheppard, den die Polizeidienststellen näher kennen.

Die Chemikalien ergeben einen erdrückenden Beweis gegen Breuil, der bis zu dieser Stunde als angesehener Bürger gegolten hat. Jetzt freilich bekommt die Polizei von ihm ein anderes Bild. Tags zuvor hat Mc Connell Monsieur Breuil aus seiner Dose Zigaretten angeboten. Das Etui ist dabei seiner Hand entfallen. Breuil hat sich danach gebückt und auf der präparierten Oberfläche Abdrücke seiner Finger hinterlassen, die einem wegen Giftverbrechen oft vorbestraften Gauner gehören.

Während die Polizei unter Sheppards Leitung Breuil festnimmt, sucht Mc Connell seinen Auftraggeber Lamentier auf. Wieder einmal spielt der Detektiv seine Rolle meisterhaft. Es sieht so aus, als habe der Detektiv seine überlegene Haltung verloren. Verstört und sichtlich beunruhigt teilt er dem Finanzmann mit, dass die Polizei Breuil verhaften wolle, weil sie den Verdacht hege, er gehöre zur Bande Mouls. Wer das inszeniert habe, wisse er im Augenblick noch nicht, aber er vermute, dass die Amerikaner dahinter stecken. Die Verhaftung könne er freilich nicht mehr aufhalten, aber vielleicht wäre es Lamentier durch seine Beziehungen möglich, die Blamage abzuwenden, dass Moul einen Gehilfen in das Lager seines Feindes ausgerechnet als Detektiv senden konnte. Es gäbe nur eine Möglichkeit. Der Finanzmann müsse sofort die Sûreté anrufen. Aber Lamentier zeigt sich zu erschüttert über die Täuschung, die ihm Breuil bereitet hat. Nun, wo es zu handeln gilt, stellt sich der Finanzgewaltige hilfloser an, als ein kleines Kind und er ermächtigt Mc Connell zu allem ihm gut dünkenden Maßnahmen in dieser peinlichen Angelegenheit.

Der Detektiv ist einen neuen größeren Schritt weiter gekommen. Breuil hat ausgespielt.

Kapitel 15

„Sag einmal, Mc, warum hast du nur deine eigene Theorie umgestoßen? Bisher hast du doch immer davon abgeraten, einen der Täter einzeln herauszufangen. Während du Gibba Marin immer noch schonst, hast du Breuil, kaum dass er entlarvt war, fassen lassen."

„Lieber Freund! Hat dir der Springkäfer und der Schuss noch nicht genügt?"

„Aber du pflegst doch sonst derartige Gründe nicht vorzubringen. Seit wann bist du plötzlich auf deine persönliche Sicherheit bedacht, wenn es darum geht, die Menschheit von solch unerfreulichen Subjekten zu befreien?"

Der englische Ermittler antwortet prompt:

„Das ist auch diesmal nicht der Grund. Aber du selbst hast es an dir erfahren, dass unser Gegner ein Mittel in der Hand hat, gegen das wir recht wehrlos sind. Die Herstellung dieses verdammten Lähmungsgases musste unterbunden werden. Und das ist nur dadurch möglich gewesen, dass wir Breuil eben ausschalteten."

„Da magst du wohl recht haben, Mc. Aber ich befürchte nur, dass sich jetzt der Mann ohne Gesicht eine Weile zurückziehen wird, bevor er sein nächstes Unternehmen startet."

„Falsch gedacht. Würde nicht bei Moul die Eitelkeit eine so tragende Rolle spielen, so müsste ihn schon unser Auftreten bei Charnier an der Place de Viktoires kopfscheu gemacht und zur Zurückhaltung gezwungen haben. Andererseits will ich den Mann ohne Gesicht durch den Schlag gegen Breuil, der zweifellos in seiner Bande eine sehr gewichtige Rolle spielte, reizen. Vielleicht, dass er sich dadurch in seinem Hochmut und seinem Ärger über diesen Streich zu einer Unvorsichtigkeit hinreißen lässt."

„Du bist also der Meinung, dass Moul jetzt gewissermaßen moralisch gezwungen ist, zu beweisen, dass diese Schlappe für ihn nicht sonderlich ins Gewicht fällt?"

„Ja, aber wir wollen uns jetzt nicht erst mit Theorien aufhalten, nachdem ich in der ganzen Sache sehr klar sehe."

Das überrascht nun Sheppard, der nach dem Verlust der Spur noch nicht recht weiß, wo er mit seiner Arbeit fortfahren soll.

„Nun Sheppard, du weißt doch, dass ich mich Lamentier gegenüber verpflichtet habe, Moul bei seinem dritten Unternehmen zur Strecke zu bringen."

„Verdammt noch mal. Da müssen wir uns aber ranhalten!"

„Nun pass auf! Du und der Chauffeur werdet euch in dem Hause an der Rue Denfert Rochereau, wo Gibba schon zweimal verschwunden ist, auf die Lauer legen. Einmal wird sie ja wieder auftauchen müssen. Nachdem Breuil ausgefallen ist, wird Gibba bestimmt beim nächsten Unternehmen eingesetzt."

„Und was beabsichtigst du zu tun?"

„Nun.", erwidert Mc Connell. „Ich werde mich weiter an Mouls Fersen heften und bin dessen sicher, dass wir beide uns wieder treffen werden, wenn der Mann ohne Gesicht sich zum Ort seiner nächsten und hoffentlich letzten Untat begibt. Du kennst doch jenen Ausspruch eines deutschen Marschalls, dass man getrennt marschieren und vereint schlagen soll."

Damit ist für den Ermittler die Debatte über die kommende Arbeit beendet. Sheppard weiß ganz genau, dass jede weitere Frage zwecklos sein würde, weil es Mc Connell nicht liebt, unnötig um eine Sache herum zureden, die er noch nicht in ihren Einzelheiten durchblicken kann.

*

Sheppard entdeckt in der Nähe des Hauses, in dem sich Gibba schon zweimal auf noch ungeklärte Weise zu entziehen vermochte, eine kleine Pension, in der er sich mit dem Chauffeur einmietet.

Der Ausblick auf das Gebäude mit der geheimnisvollen Werkstätte ist verhältnismäßig günstig und außerdem hat die Pension den Vorteil, dass man dem Gegner nicht direkt vor der Nase sitzt und dadurch unter Umständen bald auffallen kann.

Abwechselnd beobachten er und der Chauffeur von ihrem Fenster aus das verdächtige Haus. Zweimal hat sich inzwischen Sheppard die Schlosserwerkstätte im Hof von außen beäugt, als er sich nun zu einem direkten Vorstoß entschließt. Mit einer versperrten eisernen Kassette, zu der er angeblich den Schlüssel verloren hat, nähert er sich der Werkstatt. Er klopft ein paarmal kräftig an die Türe, aber niemand reagiert darauf. Er drückt die Klinke nieder. Die Tür ist unverschlossen, die Werkstatt leer. Auch beim zweiten Besuch am gleichen Tage noch, findet er keinen Menschen vor. Er schaut sich in dem Raum um und sucht nach irgend einen verborgenen Ausgang. Aber außer der in den Hof führenden Tür gibt es nur glatte Wände, die von einem großen, neben der Türe gelegenen Fenster, das stark rußgeschwärzt ist, unterbrochen sind. Verdächtig ist also einzig und allein die Tatsache, dass kein Mensch in dieser Werkstätte anzutreffen ist, die übrigens einem Mann von einwandfreiem Ruf gehört.

Am dritten Tag endlich fährt durch die Einfahrt des verdächtigen Hauses ein elegantes Auto in den Hof.

Sheppard, der um diese Stunde die Wache hat, ruft den Chauffeur ans Fenster. Er wittert ein nahes Ereignis. Er trägt dem Chauffeur auf, den im Hof der Pension bereitstehenden Wagen Mc Connells auf die Straße zu fahren und nimmt danach im Auto Platz, um augenblicklich starten zu können, falls der fremde Wagen wieder aus dem Hof des verdächtigen Hauses rollen würde.

Plötzlich bemerkt Sheppard zwei zerlumpte Straßenmusikanten. Beide verschwinden in der Toreinfahrt, in die eben der fremde Wagen gefahren ist. Obgleich es um diese Stunde in der Rue Denfert Rochereau ziemlich lebhaft zugeht, hört Sheppard den monotonen Singsang eines modernen Schlagers. Der eine der beiden Musikanten klimpert dazu auf einer Gitarre. Sheppard hat das Empfinden, als gehören die Musikanten zur Bande Mouls. Als sie sich aber kurz darauf in den nächsten Hof begeben, verfliegt sein Verdacht wieder.

Wenn man in ihren Lumpen stecken würde, überlegt Sheppard, hätte man jetzt wundervoll die Gelegenheit, sich unbeachtet in dem Hof umzusehen, ja sogar bettelnd an den fremden Wagen heranzukommen. Aber dazu ist es nun zu spät.

Endlich – die Uhr auf dem Armaturenbrett zeigt fast die fünfte Nachmittagsstunde an – fährt der Wagen aus dem Hof und in raschem Tempo der Stadtmitte zu.

„Los!", ruft Sheppard dem Chauffeur zu. „Das ist Mouls Stunde. Bestimmt sitzt der Kerl in dem Wagen vor uns und eilt zu einem neuen Opfer!"

Den Fahrer hat ebenfalls die Jagdleidenschaft gepackt. Nur ein verhältnismäßig geringer Abstand trennt Verfolger und Verfolgte.

„Nicht zu nahe aufrücken.", warnt Sheppard. „Wir holen erst wieder auf, wenn der stärkere Verkehr uns verbirgt. Er darf uns nicht bemerken. Zu dumm, dass gerade heute Mc Connell nicht dabei ist."

Der Chauffeur ist ein vorzüglicher Fahrer. Gleich, als spüre er es im voraus, wenn ein Polizist das Zeichen zum Stoppen geben will, schießt er gerade noch im letzten Augenblick über den Platz hinweg.

Plötzlich überholt den Wagen Sheppards ein eigenartig gebautes Motorrad. Es ist schwer zu sagen, ob es ein Panzerrad oder ein Kraftrad mit einer überaus betonten Stromlinienform ist. Jedenfalls sieht das Ding recht merkwürdig aus.

„Das ist Mc Connell," tönt Sheppard erfreut dem Chauffeur zu. „Ich habe sein Armzeichen gesehen! Das galt uns!"

Während der Fahrt wechselt Sheppard mit dem Chauffeur den Platz, denn Mc Connell hat zu verstehen gegeben, dass er ins Auto steigen will. Demnach soll der Chauffeur das Kraftrad übernehmen.

Bis dicht an den Wagen, in dem die Detektive den Mann ohne Gesicht vermuten, prescht der Ermittler noch heran, steigt dann am Rand der Straße ab und springt auf seinen im verringerten Tempo nachfolgenden Wagen auf, während der Chauffeur wieselflink auf der anderen Seite aussteigt und sich aufs Motorrad schwingt. Der ganze Vorgang hat nur Sekunden beansprucht. Jetzt erst schaut Sheppard zu seinem unerwartet aufgetauchten Freund.

„Mensch, Mc, was hast du für einen Anzug! Mein Gott, jetzt geht mir ein Licht auf! Du bist einer von den zwei Straßenmusikanten gewesen, die in dem Hof ..."

Spitzbübisch lacht der Detektiv und fragt:

„Du hast mich also auf der Straße nicht erkannt?"

„Nein. Habe ich wirklich nicht! Aber wie kommst du so plötzlich in diesem Aufzug in die Gegend?"

„Das war sehr einfach. Ich habe nämlich in der gleichen Pension neben dir ein Zimmer."

„Mc Connell, du bist mir doch ein unverschämter Mensch! Und da lässt du mich allein Posten brennen."

„Ich war ja auch allein, mein Freund!"

„Und wer ist denn dein Begleiter gewesen?"

„Das war allerdings ein echter Straßenmusikant, den ich mir gegen ein Entgelt gemietet hatte."

Trotz des lebhaften Verkehrs flitzt Mc Connells Rennwagen durch das Straßengewirr. Da reißt die Unterhaltung zwischen den beiden Männern ab. Der Wagen vor ihnen ist im Gewühl verschwunden.

Der Detektiv hat im letzten Moment bemerkt, dass er in die Avenue Percier eingebogen ist und wieder nach rechts abschwenkte. Die Allradbremse knirscht und der dicht folgende Chauffeur prallt etwas unsanft mit seinem Motorrad gegen den Benzintank. Aber schon geht die Jagd weiter. Gerade noch sehen sie den flüchtenden Wagen links um eine Ecke biegen.

Die Straße weist wenig Verkehr auf; der Vorsprung der anderen ist also leicht aufzuholen. Kurz vor der Kurve nach links stoppt Mc Connells Wagen. Sheppard springt ab und schaut schnell in die Querstraße.

Sein Zeichen bedeutet, dass er den verdächtigen Wagen entdeckt hat. Der Ermittler steigt aus und eilt seinem Freund hinterher. Richtig, da erblickt er die Limousine vor einem Haus stehend, durch dessen Türe eben eine elegant gekleidete Dame und ein Herr verschwunden sind.

Sheppard und Mc Connell sind sich darüber einig, dass es Moul und Gibba sein müssen, wenn sie auch die beiden Personen nicht von vorne gesehen haben und Gibba ohne den roten Mantel erschienen ist.

Kaum haben der Herr im Frackmantel und seine Begleiterin das Haus betreten, als sich ihr Wagen wieder in Bewegung setzt und in die nächste Straße einbiegt. Ein Posten ist diesmal nirgends zu beobachten. Der Chauffeur wird angewiesen, das Panzermotorrad, das Mc Connell auf Empfehlung Sheppards von der Pariser Polizei zu seiner Verfügung erhalten hat, im nächsten Toreingang unterzustellen.

An der Klingeltafel stellt der Detektiv fest, dass im Hause drei Familien wohnen. Im Erdgeschoss sind die Fenster durch Jalousien geschlossen. Die Partei ist demnach wohl verreist. Bleiben also nur noch zwei Haushaltungen, denen der Mann ohne Gesicht seinen Besuch abstatten kann. Diesmal muss es gelingen, Moul unschädlich zu machen.

Die Hand bereits am Türöffner, wendet sich Mc Connell leise an Sheppard: „Du darfst mir erst auf Anruf folgen. Du bist nicht geimpft, aber ich habe mir eine Injektion gemacht, so dass ich für die nächsten zwei Stunden gegen das Lähmungsgas gefeit bin. Aber ich hoffe, die Bande hat keinen großen Vorrat an Patronen mehr, nachdem Breuil ausgefallen ist. Erst wenn ich weiß, dass du unbehelligt nachkommen kannst, rufe ich dich mit dem üblichen Schrei."

Sheppard verschwindet gerade hinter dem Treppenabsatz, als Mc Connell mit einem Sperrhaken in kürzester Zeit die Wohnungstüre im ersten Stock öffnet.

Augenblicke höchster Spannung folgen. Wenn sich nun Moul im zweiten Stock befände und durch irgend einen verborgenen Späher vom Eindringen Mc Connells in der Etage tiefer bereits wusste? Dann sitzt möglicherweise der Detektiv in der Falle. Aber er ist auf der richtigen Fährte. Schon hört Sheppard die befehlende Stimme des Freundes aus der Wohnung des ersten Stocks, deren Türe offen geblieben ist.

Drinnen überstürzen sich gerade die Ereignisse. Moul hat eben eine Lähmungspatrone gegen sein Opfer abgeschossen, als Mc Connell in die Wohnung eindringt. Der Hilferuf des Opfers weist ihm den Weg.

Mit einem flinken Satz eilt der Ermittler zur Türe, um sie aufzureißen und die beiden Verbrecher zu stellen.

Der Gang ist dunkel. Er hat kein direktes Licht und durch die Glasfenster der Zimmertüren scheint kaum eine Helligkeit. So übersieht der Detektiv in der

Dämmerung des Ganges Gibba Marin, die sich wie eine Katze hinter ihm herschnellt und ihm mit einer verblüffenden Gewandtheit einen Sack über den Kopf wirft. Im Saum des Sackes läuft eine Schnur, die sich sehr fest um seinen Oberkörper schlingt. Für einen Augenblick ist der Detektiv bewegungslos. Er sieht nichts, kann die Arme nicht bewegen und seine Stimme erstickt im Sack. Aber er vernimmt, wie Gibba Moul zuruft:

„Gib ihm eine Gaspatrone!"

„Wer ist es denn? Jemand vom Hause?"

„Ich weiß es nicht. Irgend jemand, der einen Schlüssel haben muss."

„Dann hat Nummer 3 wieder schlecht gearbeitet.", klingt Mouls Stimme unwillig. „Der Diener ist doch zum angeblich gestorbenen Vater abgerufen worden."

„Nein, der war es nicht."

Das sind die letzten Worte, die Mc Connell hört, ehe die Tür hinter den beiden Verbrechern zuschlägt. Der Detektiv knirscht vor Zorn mit den Zähnen. Seine Arme straffen sich, die Schnur schneidet schmerzhaft ein, aber sie zerreißt unter dem Muskeldruck. Er ist frei.

Kapitel 16

Sheppard, der einen halben Stock höher hinter dem Treppenabsatz lauert, erschrickt, als er Moul und seine Gehilfin aus der Wohnung huschen sieht. Deutlich dringen die Worte der beiden an sein Ohr:

„Wir können uns Zeit lassen, Gibba."

„Der Wagen ist nicht da. Und der Bursche da drinnen wird sich so schnell nicht rühren können."

Sie rät zur Vorsicht. Es können noch andere Leute in der Nähe sein, die vielleicht mit dem „Spitzel" drinnen in Verbindung stehen und sie meint sehr besorgt:

„Am Schluss sind uns wieder die verdammten Amerikaner auf die Spur gekommen."

Sheppard ist bei diesen Worten unschlüssig, was er unternehmen soll. Er ist allein und schon im selben Moment ausgeschaltet, wo der Mann ohne Gesicht sein Lähmungsgas gegen ihn anwendet. Am besten, er folgt ihnen und versucht auszumachen, wohin die beiden Verbrecher verschwinden. Das ist wohl die einzige Möglichkeit. Leise schleicht er die Stufen herab. Unten schnappt eben die Haustüre ins Schloß. Moul und Gibba müssen das Gebäude verlassen haben. Hoffentlich steht der Chauffeur auf seinem Posten. Als Sheppard die erste Etage erreicht, kommt unversehrt Mc Connell auf ihn zu. Der Augenblick gestattet keine langen Erklärungen. Der Ermittler nimmt den sichtlich erleichterten Freund am Arm und während sie die Stiege hinabspringen, erteilt er kurze Anweisungen.

Sheppard soll mit dem Auto folgen, er selbst werde das Motorrad nehmen. Falls Sheppard sie aus den Augen verlieren würde, solle er auf dem schnellsten Wege in die Rue Denfert Rochereau zurückkehren und mit dem Chauffeur seine Beobachtungsstellung beziehen.

Vor dem Tore erwarten sie den Chauffeur, der geistesgegenwärtig die Situation erfasst hat und mit dem Motorrad vorgefahren ist.

„Sie sind eben vor der Kirche nach rechts eingebogen."

Das letzte Wort hört Mc Connell nicht mehr. Er sitzt bereits im Sattel des Motorrads und saust davon. Schnell jagen Sheppard und der Chauffeur im Rennwagen hinterher. In der Avenue Viktor Emmanuel III. gibt es ein aufgeregtes Gehupe, als die flüchtende Limousine, das Motorrad Mc Connells und der Wagen Sheppards in höchster Fahrt durch das dichte Verkehrsgewühl hindurchschießen. Laut schimpfend bleiben die Fußgänger auf den Bürgersteigen stehen und schütteln über soviel Rücksichtslosigkeit die Köpfe. Zur Vorsicht hat Mc Connell diesmal, um nicht wieder von der Polizei behindert zu werden, die Hülle seines Nummernschildes entfernt, das ihn vor den Verkehrsposten legitimiert.

In rasender Fahrt wird das Rondell mit den sechs Springbrunnen am Rond Point, am Ende der Avenue des Champs Elysees umrundet, die sich zwei Kilometer lang und kerzengerade hinzieht.

Es ist um die Zeit, da die Pariser Bürger mit ihren Wagen vom Bois de Boulogne zurückkehren, doch die Fahrbahn Stadtauswärts hat Platz genug, die Motoren frei laufen zu lassen ...

*

„Verdammt! Hast du das eigentümliche Motorrad gesehen, das hinter uns am Hause vorfuhr?", fragt Moul seine Helferin, als sie am Ende der langen Allee den gewaltigsten Triumphbogen der Welt, den Arc de l'Etoile, umrunden.

„Ja, es folgt uns dicht auf. Wir müssen den zudringlichen Kerl abhängen!"

„Zum Bois!", befiehlt der Mann ohne Gesicht dem Fahrer.

Dieser Weg ist in rascher Überlegung gewählt worden. Dort muss Mc Connell die untergehende Sonne im Gesicht haben.

Auf fast 100 Meter hat das Motorrad aufgeholt, aber jetzt zeigt sich die Limousine Mouls an Geschwindigkeit überlegen. Der Abstand vergrößert sich zusehends.

Ununterbrochen schaut Gibba durch das rückwärtige Fenster, während Moul sich die nächste Wegstrecke überlegt und die Möglichkeiten erwägt, den hartnäckigen Verfolger unschädlich zu machen.

Knapp vor dem Ende der Prunkstraße, ehe sie sich an das Bois de Boulogne heranschieben, wirft Moul einen Blick in den Seitenspiegel. Der Abstand scheint ihm groß genug, dass er es wagen kann, den Strom der heimkehrenden Autos zu kreuzen. Dadurch gelingt es Mc Connell, erneut aufzuholen.

Auf der Straße zwischen den letzten Häuserblöcken der Stadt und dem großen Vergnügungspark gewinnt wieder der Wagen Mouls einen Vorsprung. Nennenswert ist er gerade nicht. Höchstens 200 Meter mag der Abstand zwischen Limousine und Motorrad betragen. Jetzt auf der freien Strecke entdeckt Moul auch den Rennwagen, der beharrlich dem Motorrad folgt. Der Mann ohne Gesicht lässt seinen Wagen jetzt volle Kraft rasen.

Die Jagd nimmt ihren Weg über den zweistöckigen Viadukt, der sich mit mehr als 200 Bögen über die Seine spannt. Ein Hindernis zwingt jetzt die Verfolgten, die Geschwindigkeit für kurze Zeit herabzumindern. Dann gibt es wieder freie Bahn. Indessen hat sich Mc Connell nahe an den Gegner herangearbeitet. Moul sucht bewusst die äußeren Boulevards aus, denn hier ist der Geschäftsverkehr schon eingeschlummert.

Mc Connell und Sheppard mit dem Chauffeur sind nicht abzuschütteln. Da an ein Entkommen nicht zu denken ist, entschließt sich Moul dicht vor der Port de Versailles zum Kampf.

Kleine Luken öffnen sich in der Rückwand seines Wagens und Mc Connell erkennt, was ihm droht. Die Läufe zweier Maschinenpistolen sind sichtbar.

Aus dem Heck der Limousine klappt nun ein Schutzschild herab, wohl um die Reifen vor Beschuss zu sichern. Die Situation ist mit einem Schlag recht einseitig geworden. Der Detektiv sieht ein, dass er, dessen einzige Waffe eine Pistole ist, seinem Gegner nicht ankommen kann.

Schon schlagen klirrend die ersten Geschosse auf den Panzerschild seines Motorrads ein, der für das Erste stand zu halten scheint.

Oder doch nicht? Da, das Schild zeigt am Rand ein ziemlich großes Loch. Der Gegner muss besonders harte Stahlmantelgeschosse geladen haben. Mc Connell zerbeißt einen Fluch zwischen den Zähnen und holt in seinem Innern alles Heilige vom Himmel herunter, so groß ist der Zorn. Jetzt wieder ein Durchschlag! Ein Treffer hat den Tank aufgerissen. Ganze Garben prasseln gegen die Panzerung und der Detektiv fühlt plötzlich einen Schlag auf dem linken Arm. Da drosselt er das Tempo und springt nach hinten ab. Gerade noch rechtzeitig! Eine Sekunde später zischt aus dem durchlöcherten Tank eine Stichflamme hoch.

Lichterloh brennt mitten auf der Straße das Motorrad. Der Ermittler aber springt in den Straßengraben, um Moul kein Ziel zu bieten.

Der Mann ohne Gesicht und Gibba jubeln! Sie sind des Sieges gewiss, als sie Sheppard mit dem Wagen bei dem Mann im Graben halten sehen.

Mc Connell aber denkt nicht daran, klein beizugeben. Sicher, eine weitere Verfolgung über die Boulevards hat keinen Sinn, dazu hat der Gegner inzwischen seinen Vorsprung zu sehr vergrößert.

Also heißt es, Moul möglicherweise den Rückzug zu verlegen. Wohin kann sich der Mann ohne Gesicht gewandt haben? Vielleicht kehrt er an den Ausgangspunkt seiner Fahrt, zu dem verdächtigen Haus mit der Schlosserei im Hof zurück? Wenn sie ihm dort auflauern? Man muss es versuchen.

„Auf schnellem Wege zur Schlosserei!", entscheidet Mc Connell zu seinem Chauffeur gewandt. „Das Panzerrad soll liegen bleiben!"

Durch die Rue de Vaugirard steuert der Chauffeur auf den Boulevard du Montparnasse zu.

Das ist ein Viertel, welches der Detektiv wegen seiner Eigenart immer gerne besucht hat, auch wenn er kein rechtes Verständnis für diese Menschengattung der Bohemiens aufbringt, die mehr oder weniger dem Stadtteil das Gepräge geben.

Heute aber hat er keinen Blick dafür.

Sheppard bemerkt am linken Ärmel seines Freundes Blut.

„Mc, dich hat es ja erwischt! Zeig' mal her!"

„Ach was, später! Es kann nichts Schlimmes sein. Ich spüre nichts!"

„Na, dann versuche deinen Arm zu bewegen."

Der Detektiv muss nun doch seine ganze Energie aufbieten, um den Schmerz zu verbeißen.

„Gib lieber acht, Sheppard, dass wir richtig fahren!"

Doch der Chauffeur weiß Bescheid über den einzuschlagenden Weg und obendrein besitzt er ja an dem alles überragenden Eiffelturm einen vorzüglichen Richtpunkt. Während der Fahrt hat nun Sheppard Zeit, Mc Connell einen Notverband anzulegen. Glücklicherweise ist es ein glatter Durchschuss am Oberarm. Eine Sehne ist dabei nicht verletzt worden.

Dicht hinter der Carrefour de l'Observatoire biegt der Chauffeur vom anderen Ende her in die Rue Denfert Rochereau ein. Es ist nicht damit zu rechnen, dass Mouls Wagen ihnen zuvorgekommen sein kann. Möglicherweise hat der Mann ohne Gesicht aus Gründen der Vorsicht einen Umweg gewählt. Mc Connell und Sheppard nehmen unterdessen für alle Fälle im Wagen, dessen Verdeck hochgeschlagen ist, einen Maskenwechsel vor.

Als sie gegenüber dem Hause der Schlosserei aussteigen, bringt der Chauffeur sofort den Rennwagen weg, parkt ihn aber so, dass er auf ein Winkzeichen unverzüglich starten kann.

Es vergeht eine Viertelstunde. Mc Connell nimmt eine Tablette, um die Schmerzen seiner Verwundung zu lindern. Sheppard merkt es ihm an, wie schwer ihm das Durchhalten fällt. Aber er weiß ebenso gut, dass sein Freund nicht dazu zu bringen ist, gerade jetzt aus dem Kampf auszusteigen.

Und tatsächlich scheint seine Schwäche augenblicklich überwunden, als sich plötzlich die Limousine Mouls nähert. Der Mann ohne Gesicht sitzt neben dem Fahrer.

Zum ersten Mal hat nun Mc Connell dem Mann ohne Gesicht ins Gesicht gesehen und er gibt Sheppard recht, dass der Eindruck auf Zaghafte oder Ängstliche niederschmetternd sein muss. Der Anblick ist grauenhaft.

Der Wagen fährt in die Hofeinfahrt ein.

„Jetzt kommt er uns nicht mehr aus.", frohlockt Sheppard und fügt hinzu: „Jetzt ist er in die eigene Falle gegangen."

Ein Wink hat den Chauffeur herbeigerufen. Gemeinsam dringen er und Sheppard durch die Hofeinfahrt ein, während Mc Connell durch die Haustüre vorstößt.

Der Detektiv teilt Sheppards Vorfreude über den bevorstehenden Sieg nicht so ganz. Er ahnt, dass jetzt der schwerste und gefährlichste Teil der Arbeit seinen Anfang nehmen wird.

Darum ist er auch keineswegs überrascht, als er nach erfolgloser Durchsuchung des Hauseingangs einschließlich der Kellertreppe die beiden Kampfgefährten mit reichlich verblüfften Mienen antrifft.

„Habt ihr ihn?", fragt er ein wenig ironisch.

Aber ganz ernst erwidert Sheppard:

„Der Wagen samt seinen Insassen ist spurlos verschwunden. Das kann nicht mit rechten Dingen zugehen. An den weiß getünchten Mauern rings um den Hof müsste man doch unbedingt sehen, wenn dort ein verborgener Ausgang wäre. In der Werkstätte befindet sich auch kein Mensch und schließlich kann dort gar keine so große Türe sein, dass die Limousine entschlüpfen kann."

„Ist schon gut Sheppard, aber wir wollen uns die Werkstätte vorsichtshalber doch noch einmal ansehen."

Der Detektiv betrachtet genau den Boden.

„Den habe ich schon abgesucht, Mister Mc Connell.", bemerkt der Chauffeur. „Ich habe aber keine Versenkungsvorrichtung oder sonst etwas entdeckt."

„Eine Spur der Räder ist jedenfalls vorhanden.", erwidert der Detektiv.

„Das ist richtig.", stellt Sheppard fest, „Sie führt in die Werkstätte. Doch ..."

„Durch die Luft kann der Wagen wohl nicht verschwunden sein.", grinst Mc Connell.

Er muss über die ratlosen Gesichter der zwei Männer lächeln und fährt fort:

„Nein, im Ernst. Ich vermute, dass der Schlüssel zu Mouls Versteck hier in der Werkstätte zu finden ist. Los, wir wollen der Sache auf den Grund gehen."

Der Chauffeur übernimmt die Außenwache.

„Ich habe mir das alles gründlichst angeschaut, Mc, aber der Boden hat in der Tat nicht eine einzige Rille."

Der Ermittler prüft selbst noch einmal den Boden, ohne zu einem anderen Ergebnis zu kommen. Er lässt durch Sheppard die Wände abklopfen, um eine hohle Stelle zu finden und tastet selbst die Wände Meter für Meter ab. Aber umsonst.

Noch einmal hält Mc Connell genaue Umschau. Vor der Esse der Schmiede bleibt er längere Zeit stehen.

„Sheppard, komm mal her! Ist dir noch nicht aufgefallen, dass hier nichts an den Wänden lehnt?"

„Ja, das schon, aber was willst du daraus ableiten?"

„Dass der gesamte Boden versenkbar ist und die Fugen unter dem Mauerwerk versteckt sein können."

„Du glaubst also, dass die Esse, der Amboss und die Drehbänke mit versenkt werden?"

„Warum nicht, wenn ein ganzes Auto in die Tiefe fahren kann?"

„Alles ganz schön, aber jetzt müsste man halt wissen, wo sich der geheimnisvolle Knopf befindet, der die ganze Maschinerie in Bewegung setzt."

„Schau dir die Esse mal näher an! Überall liegt Staub, nur der Griff zum Blasebalg ist blank."

Sein Freund drückt den Hebel nieder. Langsam gleitet der Werkstattboden etwa zwei Meter in die Tiefe.

Kapitel 17

Jetzt geht es aufs Ganze! Es gilt auf der Hut zu sein. Heute muss es Mc Connell glücken, den Mann ohne Gesicht zu fassen. Er hat sein Wort an Lamentier verpfändet. Andererseits wird Moul sicherlich bestrebt sein, sich endlich seiner hartnäckigen Verfolger zu entledigen. Zu tief sind sie ihm bereits in seine Geheimnisse eingedrungen.

An der Türseite der Werkstätte zeigt sich, während der Boden versinkt, an der Wand erst ein schmaler Schlitz, der sich dann nach unten hin auf die Breite eines Tores erweitert.

Mc Connell und Sheppard haben sich, die Pistolen im Anschlag, auf den Boden geworfen. Im Schein ihrer Taschenlampen erblicken sie in dem dunklen Gang, der in eine geheimnisvolle Unterwelt zu führen scheint, die Limousine Mouls. Die Entfernung mag etwa fünf Meter betragen. Kaum hat der Detektiv einen warnenden Ruf ausgestoßen, als der Gegner aus der hinteren Wagenwand die beiden Männer mit einer Maschinenpistole in volle Deckung zwingt. Der Lärm der Schüsse bricht sich dumpf in dem Raum und droht die Trommelfelle zu zersprengen. Mit Gewalt ist gegen den wohlverschanzten und besser bewaffneten Feind nichts auszurichten. Also greift Mc Connell zu einer List. Während einer kurzen Feuerpause schiebt er seine Lampe aus der Deckung, so, dass das volle Licht des Scheinwerfers auf die Rückwand des Wagens gerichtet ist. Sofort eröffnet der Gegner erneut ein wütendes Feuer. Da verlöscht das Licht. Ein Geschoss hat die Lampe getroffen. Dunkelheit füllt den Gang. Noch geblendet von dem starken Lichtstrahl bemerkt der feindliche Schütze nicht, wie der Detektiv mit katzenartiger Gewandtheit in den Gang huscht. Kurz entschlossen packt er den Lauf der Maschinenpistole und drückt ihn nach unten. Sheppard, der die Absicht seines Kameraden sofort verstanden hat, schnellt an den Wagen heran, schlägt mit seiner Pistole das Seitenfenster der Limousine ein und hält die Waffe dem Gegner unter die Nase. Es ist der Fahrer mit dem Decknamen Delta.

Der Ermittler hat inzwischen die Taschenlampe seines Freundes an sich genommen und leuchtet den Gang ab, der in einen anderen Raum führt.

Dem Höllenlärm ist eine unheimliche Stille gefolgt.

Mc Connell findet einen elektrischen Schalter. Gedämpfte Helligkeit verbreitet sich in einem freundlichen Raum, der tapeziert und mit guten Bildern geschmückt ist. Die Wände des Raumes unterbrechen vier Türen in weiß gestrichenen Rahmen.

Hinter jeder Tür kann ein neuer Feind lauern. Die Wand im Rücken, die Pistole in der Hand, lauscht Mc Connell eine Weile. Aber aus keiner Richtung vermag im Augenblick der Gefahr sein doppelt empfindliches Ohr irgend ein verdächtiges Geräusch aufzufangen. Zunächst wird Delta unschädlich gemacht. Mit Stricken, die sie im Gerätekasten des Wagens finden, fesseln die beiden Detektive den Burschen derartig, dass er nicht mehr imstande ist, sich zu bewegen. Ein Knebel hindert ihn, sich mit seinen Freunden mit einem Ruf zu verständigen.

„Nimm für alle Fälle die Maschinenpistole mit Munition an dich und beobachte die Türen.", fordert Mc Connell seinen Gefährten auf.

Die erste Tür ist versperrt, öffnet sich aber schon beim ersten kräftigen Stoß. Sie gibt den Weg zu einer kleinen Kammer frei, in der eine musterhafte Ordnung herrscht. Kleine hübsche Kästchen hängen an den Wänden und in einer Ecke steht eine Art Kommode.

Die Kästchen lassen sich ohne weiteres öffnen, ebenso die Kommode. Mc Connell bestaunt eine vollendete Sammlung modernster Einbrecherwerkzeuge, die er jemals gesehen hat. Alles blitzblank geputzt und ein jedes an seinem Platz. Wer sich hier auskennt, muss jedes Stück im Dunkeln finden können.

Auch die zweite Tür ist verschlossen. Der Detektiv horcht erst an der Türe, kann aber nicht das geringste Geräusch wahrnehmen. Nun setzt er behutsam die Brechstange, die ihm Sheppard aus der Werkstätte geholt hat, kurz unterhalb des Schlosses an. Ein kurzer Stoß, ein Ruck und ächzend öffnet sich die Türe zu einem winzigen Vorplatz. Zwei weitere Türen an der Stirnwand des Vorplatzes führen zu weiteren Räumen, die aber unverschlossen sind.

Links befindet sich ein kleines chemisches Laboratorium, das freilich kaum benützt scheint, wenn auch die auf einem Regal aneinandergereihten Flaschen mit allerlei Chemikalien angefüllt sind. Die Etiketten auf den Glasflaschen sind zweifellos falsch. Mc Connell hat genug gesehen. Er braucht sich hier nicht länger aufhalten.

Was gibt es im rechten Zimmer? Mit einer gefühlsmäßigen Vorsicht klinkt der Ermittler die gut abgedichtete und gekuppelte Doppeltüre auf, um sie sofort wieder zu verschließen.

„Was ist los?", will Sheppard wissen, der sich erst in aller Gelassenheit an dem Pfosten der äußeren Türe lehnt, um den Freund gegen einen eventuellen Angriff zu decken.

„Ich weiß es nicht."

„Du musst doch etwas gesehen haben, sonst hättest du doch nicht so schnell die ..."

„Gesehen nicht, aber gerochen."

„Gas?"

„Ich glaube nicht."

„Was dann?"

„Eine scheußliche Luft, ein richtiger Gestank, feucht und warm. Jetzt habe ich es! Erinnerst du dich noch an den indischen Springkäfer in unserer Wohnung an der Rue de Vinaigriers? Der verbreitete auch so einen Geruch."

„Ja. Und du glaubst, dass da drinnen derlei Ungeziefer untergebracht ist?"

„Ich vermute es. Hole doch bitte einmal einen kräftigen Hammer. Ich konnte noch nicht sehen, ob diese Biester frei herumlaufen oder nicht."

Während Sheppard in die Werkstatt eilt, horcht Mc Connell an den beiden anderen Türen des unterirdischen Verstecks. Kein Ton ist zu hören!

Der Freund hat das gewünschte Werkzeug herbeigeschafft.

Jetzt öffnet der Detektiv zum zweiten Mal die Türe. Beißend und muffig schlägt ihm die Luft aus dem Raum entgegen. Er knipst die elektrische Beleuchtung an. Ein paar Kaninchen sind das Erste, was er zu Gesicht bekommt. Es sind keine Zuchtexemplare, aber gemästete Tiere. In einem Drahtkäfig daneben findet er ein paar Ratten vor und einen Verschlag weiter eine Anzahl Mäuse. Hier handelt es sich wohl um Versuchstiere für chemische Experimente. Auf einem kleinen Tischchen steht eine große Kiste mit Schubdeckel. Mc Connell zieht den Deckel ganz langsam auf, denn er vermutet darin die gefährlichen Springkäfer. Unter dem Deckel ist ein Drahtgeflecht über die Kiste gespannt. Schnell klappt der Detektiv den Deckel weiter herab und wendet sich der letzten Kiste in einer dunklen Ecke zu, auf die der aufgeschichteten Kaninchenställe wegen kein Licht fallen kann. Da bemerkt er, dass sich der Deckel der Kiste bereits von selber hebt. Gespannt starrt er auf den Vorgang. Im Schein von Sheppards Taschenlampe erblickt er ein kräftig entwickeltes Kopfstück einer Brillenschlange. Wer aber öffnete die Kiste? Die Schlange kann unmöglich so viel Kraft besitzen, den Deckel zu heben und außerdem pendelt ihr Kopf frei hin und her, während sich der Deckel immer höher aufrichtet.

Was tun? Sekundenschnelle Handlung tut Not. Soll Mc Connell versuchen, die Kiste mit Gewalt zu schließen? Oder fliehen? – Aber schon hat der Detektiv den Gedanken wieder verworfen. Aus der Tasche seines Jacketts zieht er seinen Revolver. Die Schlange hat sich steil aufgereckt. Nun biegt sie sich zurück, um sich dem Eindringling entgegenzuschnellen. Der aber hebt kaltblütig die Waffe. Zweimal gellt ein scharfer Knall im Raum. Die Schlange sinkt tödlich getroffen in ihren Behälter zurück.

Vorsichtig nähert sich der Detektiv. Auf einer Decke liegt tot die Schlange, die eine recht stattliche Länge aufweist. Ein Blick in die abgelegene Ecke hinter der Kiste klärt das Rätsel mit derem Deckel. Ein kleiner, völlig lautlos laufender Motor treibt eine Art Flaschenzug an, der die Kiste öffnet. Sobald die Tür des Raumes offensteht, wird der Strom zu diesem Motor durch eine Schnappfeder eingeschaltet und man muss, um das Öffnen des Deckels in der dunklen Ecke zu verhindern, an einem bestimmten Schalter den Motor wieder abstellen. Die ganze Einrichtung ist eine gefährliche und heimtückische Sicherung gegen unbefugte Besucher.

Sheppard drängt zur weiteren Suche. Draußen beginnt es zu dunkeln.

Die dritte Türe leistet stärkeren Widerstand, als die vorhergehenden. Es kostet den beiden Männern ehrliche Mühe, bis das kräftige Schloß nachgibt. Dann stehen Mc Connell und Sheppard im Garderobenzimmer Mouls, des Mannes ohne Gesicht.

Der Raum ist entzückend eingerichtet und erinnert eher an das Boudoir einer Dame. Die Möbel sind aus kostbaren, südamerikanischem Tropenholz gefertigt. Ein Ruhebett, ein großer Tisch mit einem Lehnstuhl, ein leichterer Stuhl vor einem mächtigen, geschliffenen Spiegel und ein mit Intarsien gezierter Kleiderschrank machen das Mobiliar aus. Auf dem Toilettentisch schimmern Alabasterschalen mit allerlei Schminken, wie sie ein Schauspieler benötigt.

Schon dieser kleine Tisch verrät eine gewisse Hast, mit der Moul das Zimmer verlassen haben muss. Mehr noch zeigen sie der große Tisch und das Ruhebett. Dort liegen, achtlos hingeworfen, die Kleidungsstücke des Mannes ohne Gesicht.

Sheppard nimmt sie in die Hand, eines nach dem anderen: Den eleganten Frackmantel, die schwarze Gamaschenhose mit ihren seitlich angebrachten Perlmuttknöpfen und den zinnoberroten Umhang.

„Fehlt noch das Barett, dann ist die Garderobe komplett!", freut sich Sheppard reimend.

„Nein. Es fehlt noch die Maske, das Schreckmittel, welches Moul seine traurige Berühmtheit als Mann ohne Gesicht verschafft hat."

„Vielleicht ist sie im Kleiderschrank! Den haben wir noch nicht durchsucht."

„Vorsicht! Dort kann sich einer versteckt haben! Denn irgendwo müssen doch Gibba und Moul sein!"

Mc Connell richtet seine Waffe gegen die Türe des Kleiderschranks, die sein Freund jetzt mit entschlossenem Ruck aufreißt. Der Schrank ist leer. Bis auf eine Uniform der Polizei und einen Zivilanzug ist nichts zu sehen.

„Ha! Da haben wir es ja!", ruft der Detektiv erfreut auf.

Er ist auf den Rand des Kastens gestiegen und schaut in das obere Fach. Aus der hinteren Ecke heraus holt er die gesuchte Maske samt den tief in die Stirn fallenden Locken und dem Barett.

Mit unverhohlener Neugier betrachten die beiden Männer die kunstvoll gearbeitete Maske. Sie scheint fast gewichtlos, obwohl sie durch einen Stahlbügel versteift ist, der an seinem unteren Ende mit einem ledernen Polster am Kinn einzuhängen und über den Kopf zu ziehen ist.

Die Maske selbst besteht aus federleichten, nebeneinander liegenden Luftkissen, die sich genau an das Gesicht schmiegen. Darüber ist etwas gespannt, das halb Haut, halb Leder ist. Wohl eine nach einem besonderen Verfahren nicht zu Ende gegerbte Haut, ungemein fein und zart, besonders an den Augenpartien, so dass man – Mc Connell versucht es – sehr wohl durchsehen und alles erkennen kann.

An den Wangen verdeckt ein Kotelettbart den Ansatz der Maske und um das Kinn gewährleisten kleine Saugkissen aus Gummi einen festen Halt. Der Bildner dieser Maske muss ein Meister seines Faches sein.

„Die Maske also haben wir.", meint Mc Connell sehr bedächtig, „Jetzt geht uns nur der Mann dazu ab."

„Vielleicht steckt er hinter der letzten Türe?"

Angestrengt lauschen die beiden. Aus der Richtung der vierten Türe lässt sie eben ein Geräusch aufhorchen.

Sie sehen sich an, als wollten sie sich vergewissern, ob es keine Täuschung ihrer überreizten Sinne sein könnte.

Es hört sich an, als sei ein Stuhl gerückt worden. Auf leisen Sohlen schleicht der Ermittler an die Türe. Es besteht für ihn kein Zweifel, dass das Geräusch von einem Menschen verursacht worden ist. Wenn Moul ihn hinter dieser Türe erwartet? Mc Connells Nerven sind zum Zerreißen gespannt, ohne dass ihm etwas äußerlich anzusehen ist.

Durch Zeichen verständigt er sich mit seinem Kollegen. Der kontrolliert nochmals den gefesselten und geknebelten Fahrer im Auto.

Als Sheppard zurückkommt, winkt ihm Mc Connell zu, er möge zur Seite treten. Er will durch einen Bluff den verborgenen Gegner zwingen, sich zu verraten.

„Hallo! Wer ist im Zimmer?"

Keine Antwort.

Erneut ruft der Detektiv:

„Melden Sie sich, wir haben Sie gehört."

Keine Antwort.

„Ich gebe Ihnen eine halbe Minute Bedenkzeit. Sie haben gar keine Aussicht auf Rettung. Wir haben den ganzen Schlupfwinkel umstellt. Ergeben Sie sich und öffnen Sie die Türe!"

Wieder keine Antwort. – Nur atemlose Stille.

Der Detektiv zählt:

„15 Sekunden!"

„20 Sekunden!"

„25 Sekunden!"

Da kracht ein Schuss, ein Zweiter, ein Dritter!

Mc Connell grinst zufrieden. Seine List ist geglückt. Der Gegner hat sich verraten.

Und nochmals befiehlt der Detektiv:

„Zum letzten Mal! Öffnen Sie augenblicklich!"

Nur noch Sekunden wartet er ab, dann schlägt er mit dem schweren Hammer von der Seite her gegen die Türe nahe dem Schloß.

Sprungbereit lauern er und Sheppard, die Waffen im Anschlag, hinter den Türpfosten, um im nächsten Moment die Pistolen sinken zu lassen. In einem Lehnstuhl sitzt, eine Zigarette rauchend, Gibba Marin.

Kapitel 18

Auf einem kleinen maurischen Tischchen liegen neben einer silbernen Zigarettendose die Gaspistole und ein Revolver, mit dem Gibba die Schüsse durch die Türe abgegeben hat.

„Bitte treten Sie näher, meine Herren. Sie sehen mich wehrlos."

Ironie, Hass und Enttäuschung verraten ihre Worte.

Mc Connell betritt das Zimmer. Ein prächtiger, chinesischer Teppich dämpft seine Schritte. Sheppard dagegen bleibt vor der Türe stehen. Noch ist Moul nicht gefunden. Und dieser gewandte Gauner, der ihnen schon einmal das Nachsehen gegeben hat, kann sich auch für diese Situation einen heimtückischen Plan ausgeheckt haben.

Um zu zeigen, dass er sich nicht fürchtet, steckt der Detektiv seine Waffe ein.

„Ein entzückender Raum, Mademoiselle Gibba Marin. Bewohnen Sie dieses Schmuckkästchen neuerdings für immer oder nur vorübergehend?"

Er betrachtet die elegante Einrichtung des Raumes wohlgefällig, doch tastet sein Auge jede der Wände auf geheime Möglichkeiten ab. Aber nun setzt er sich unaufgefordert auf einen der gepolsterten Stühle.

Sie drückt mit einer entschlossenen Geste den Rest ihrer Zigarette aus. Im oberflächlichem Ton – sie hat sich wieder gefasst – fährt sie fort:

„Sie kennen mich also. Ja, ich heiße Gibba Marin, aber es ist mein Adoptivname, das werden Sie ja wissen. Sie haben sich sicher für meine Verhandlung vor dem Schwurgericht interessiert."

„Richtig, Mademoiselle, aber sie hat ja bekanntlich nichts ergeben."

Gibba bemerkt sehr wohl den feinen Spott in Mc Connells Stimme. Aber sie geht nicht näher auf das Thema ein. Ihre Argumente werden kaum Glauben finden. Sie gibt sich keiner Täuschung darüber hin, dass ihre Rolle als Mouls Helferin mit dieser Stunde zu Ende gespielt ist. Mit der Liebenswürdigkeit einer Gastgeberin bietet sie dem Detektiv eine Zigarette an, doch dieser lehnt dankend ab. Er weiß warum. Gibba Marin lächelt schwach, klappt die Dose wieder zu und erklärt:

„Sie hätten sich ruhig bedienen dürfen. Aber wollen Sie mir nicht sagen, mit wem ich das Vergnügen habe?"

„Connell. Mc Connell ist mein Name."

„Also, doch. Ich habe es immer geahnt. Freddy hat mir von Ihnen schon einiges erzählt."

„Freddy? Der Name ist mir leider unbekannt."

Der Detektiv ist gespannt, was Gibba darauf zu erwidern hat. Hat sie sich doch nicht mehr so in der Gewalt? Ist ihr der Name in der heimlichen Erregung entschlüpft? Oder ist sie am Ende der Aussichtslosigkeit ihrer Lage wegen entschlossen, ein Geständnis abzulegen? Frauen können ja unberechenbar sein. Ihre Antwort ist verblüffend. Er traut seinen Ohren kaum, als sein Gegenüber wieder im Ton des Hasses und der Erbitterung weiterspricht:

„Nun, Sie sollen es wissen. Freddy ist der Mann ohne Gesicht und war bisher mein Freund. Jetzt ist er mir untreu geworden."

Der Detektiv erkennt, wie sie sich mühsam beherrscht. Er hofft auf ein leichteres Spiel und entgegnet:

„Aber das können Sie doch wahrhaftig nicht behaupten. Er hat doch bis zuletzt mit Ihnen zusammengearbeitet."

„Ach, verstehen Sie mich nicht? Für seine Verbrechen bin ich ihm als Partnerin gut genug, doch er liebt mich nicht mehr. Dieses Scheusal muss noch eine andere Freundin besitzen."

Tränen der Wut stehen in ihren Augen. Mc Connell versucht weiter in sie zu dringen, aber Gibba hat sich nach diesem elementaren Zornesausbruch wieder beruhigt und schweigt beharrlich.

Das Verhör ist doch schwieriger, als Mc Connell eben noch geglaubt hat.

Er erhebt sich und tritt auf die Wand zu. Dort hat ein kleiner, in die Wand eingelassener Griff seine Aufmerksamkeit erweckt. Schon zum zweiten Mal fragt er danach, als Gibba, ihn ein wenig trotzig auffordert, den Griff zu drehen. Mühelos lässt sich jetzt ein Bett herausklappen. Mit einem verschmitzten Blick schaut Mc Connell zu Gibba, denn dieses Bett ist ein Paradestück seiner Art und obendrauf liegt – nun muss auch Gibba lächeln – eine Kostbarkeit in feinsten Spitzen.

„Sie brauchen nicht darin herumzuwühlen, Monsieur Mc Connell, es gibt dort kein Geheimnis."

Der Detektiv klappt das Bett wieder hoch. Die Untersuchung kann er sich für später vorbehalten. Das eilt nicht so sehr.

„Und was enthält dort der Wandschrank? Sie müssen schon meine Neugierde entschuldigen, Mademoiselle, aber die Umstände erfordern es und es ist meine Pflicht."

Er zwinkert lustig zu ihr hinüber, die nicht versäumt hat, ihre wohlgeformten Beine sehen zu lassen.

„Gerissenes Luder", sagt er sich, der nicht im geringsten daran denkt, mit ihr zu flirten. Ihre schelmischen Augen lassen ihn kühl, so sehr sie auch locken und soviel sie auch versprechen. Aber er gibt sich den Anschein, als bleiben ihre Bemühungen nicht ohne Eindruck auf ihn.

Gibba ist zu ihm an den Wandschrank getreten und meint müde lächelnd:

„Sie können ruhig hineinsehen! Bitte, öffnen Sie nur! Was Sie darin finden werden, ist das rote Cape. Ich kann vor Ihnen doch nichts verheimlichen."

„Und die rotblonde Perücke, Mademoiselle?"

„Sind am Ende Sie es vielleicht gewesen, der sie mir damals abgenommen hat? Aber ich habe sie wieder bekommen."

„Gewiss, ich erinnere mich recht gut daran. Und als Andenken hat mir der Bursche, den Sie mir auf den Hals gehetzt haben, einen Springkäfer aus der Sammlung des Zimmers 3 – hier gegenüber – ins Bett gelegt."

Sie blickt ihn jetzt überrascht an. Anscheinend weiß sie nichts von dem Attentat, oder tut nur so. Doch jetzt erwidert sie:

„Hat der Kerl also wirklich so ein Vieh ... Ah, das ist ja eine ganz gemeine Methode!"

„Beruhigen Sie sich nur.", lächelt der Detektiv, „Wir haben den Mann schon. Es ist ein gewisser Breuil. Chemiker und Besitzer eines Schönheitssalons."

„Sie wissen?"

„Ich weiß sogar, dass Sie dort verkehren und kürzlich erst von einem Inder bedient worden sind."

„Ach, ist das Ihr Spitzel?"

„Gewiss."

„Aber das ist doch ein starkes Stück!"

Gibba Marin blickt ziemlich verständnislos. Mc Connell hält es für Verstellung und meint:

„Behaupten Sie jetzt nur noch, nichts davon gewusst zu haben, dass Breuil bei Monsieur Lamentier als Detektiv sein Spiel trieb."

Gibba ist wiederum den Tränen nahe, als sie darauf gestoßen wird, dass Moul noch andere private Geheimnisse vor ihr hat. Sie blickt Mc Connell fest in die Augen und beginnt:

„Sie mögen mir nun glauben oder nicht, aber ich versichere Ihnen, dass mir Freddy nie etwas von dem Doppelleben Breuils erzählt hat. Gewiss, ich erinnere mich, dass einmal in der Zeitung von einem Detektiv Breuil die Rede war, der bei dem Besuch Mouls bei Lamentier eine so klägliche Rolle gespielt hat. Aber Leute dieses Namens gibt es in Paris mehr als genug. Ich kenne

Breuil nur als Besitzer des Schönheitssalons, des chemischen Instituts und als einen von Freddys Helfern."

Der Detektiv hört sich ihre Worte interessiert an und meint nun sehr deutlich:

„Ich habe das Gefühl, dass Ihnen noch manches unbekannt ist. Für Moul waren Sie jedenfalls nur eines der Werkzeuge zu seinen verbrecherischen Machenschaften."

Er fühlt, dass seine Worte ihre Wirkung auf Gibba nicht verfehlen. So kann er zum gewünschten Erfolg kommen. Eine Niedergeschlagenheit hat sich der Helferin des Mannes ohne Gesicht bemächtigt. Der Verrat Mouls muss sie tief getroffen haben.

„Und was soll jetzt aus mir werden?", erkundigt sie sich.

„Es tut mir eigentlich leid, dass gerade ich Ihnen das sagen muss. Ich werde Sie zu dem Staatsanwalt begleiten müssen, den Sie ja bereits kennen."

Sie schweigt.

Mc Connell spricht nun eindringlich auf sie ein:

„Mademoiselle, Sie sollten klug sein und nicht durch Ihre vermeintliche Unkenntnis Ihre eigentliche Lage verschlimmern."

Wieder schweigt Gibba. In ihrem Innern streiten sich wohl die urweiblichen Gefühle des Hasses und der Liebe.

Der Ermittler lässt ihr Zeit. Endlich scheint die Enttäuschte zu einem Entschluss gekommen zu sein, denn sie fragt:

„Gut, was wollen Sie von mir wissen?"

„Wo ist Ihr Freund Freddy?"

Diese Frage geht ihr durch Mark und Bein. Sie scheint fast wie von einem Stromschlag getroffen zu sein und augenblicklich beginnt sie vorwurfsvoll zu sagen:

„Freund nennen Sie diesen gemeinen, selbstsüchtigen Menschen? Ich könnte ihn erwürgen. Als ich ihn bat, mich mitzunehmen und vor Ihnen in Sicherheit zu bringen, da hat er mich hier eingesperrt."

„Sie erlauben Mademoiselle, dass ich daran zweifle. An der Tür ist außen gar kein Riegel angebracht und der Schlüssel zum Schloß steckt innen. Sie müssen schon etwas geschickter schwindeln."

„Wenn Sie mir schon nicht glauben wollen, was fragen Sie mich dann? Freilich, wie sollen Sie auch von der Vertrauten Mouls ein wahres Wort erhoffen. Bitte, schauen Sie doch her! Hier ist der Riegel, den er – ich weiß nicht wie – immer vorschnappen lässt, wenn er sich verabschiedet hat."

„Von außen?", fragt Mc Connell mit leichtem Kopfschütteln und sie antwortet prompt:

„Ja, und erst nach ein paar Minuten schnappt der Riegel wieder zurück. Dann kann ich das Zimmer verlassen. Er wollte eben nicht, dass ich sah, wohin er ging. Ich weiß überhaupt nichts von ihm. Ich weiß nicht, wer er ist, ich weiß nicht, wo er wohnt. Ich weiß nicht einmal, wie er eigentlich heißt. So, nun wissen Sie alles."

Die Bitternis in ihren Worten ist echt. Hier spricht nicht mehr der Verstand. Es ist das Herz der Frau, das dem Mann, der sie im Augenblick der höchsten Gefahr im Stich gelassen hat, nicht verzeihen kann.

Der Detektiv erkennt, dass Gibbas Beherrschung am Ende ist. Noch ein kleiner Anstoß und er würde vielleicht eine vollständige Beichte hören.

Leicht legt er den Arm um sie, führt sie zu ihrem Stuhl und meint in väterlicher Manier:

„Mademoiselle. Sie nehmen sich das alles viel zu sehr zu Herzen. Soviel Aufregung verdient doch ein Mensch nicht, der eine Frau unbedenklich der Gefahr preisgibt."

Er versteht es ausgezeichnet, ein Mitgefühl vorzutäuschen, das er in Wirklichkeit niemals einer Frau wie Gibba Marin gegenüber aufzubringen imstande sein würde. Wenn er aber dadurch zum Ziel kommen soll, mag ruhig einmal der Zweck die Mittel entschuldigen. Und er ist entschlossen, seine Chance zu nützen. Vielleicht sieht auch Gibba ein, dass ein volles Geständnis für sie das Beste ist. So berichtet sie – anfangs noch etwas zögernd – dass Freddy immer erst verschwand, nachdem der Werkstattboden wieder hochgegangen war. Also müsse sich im unterirdischen Teil der Werkstätte ein geheimer Ausgang befinden.

Vielleicht weiß der Fahrer Mouls Bescheid. Aus dem Burschen ist aber nichts herauszubringen. Er verweigert jede Aussage. Soll sich die Polizei mit ihm ärgern. Der Chauffeur wird beauftragt, Delta samt dem verdächtigen Wagen bei der Sûreté abzuliefern. Sheppard schreibt noch schnell ein paar klärende Zeilen dazu. Den versenkten Werkstattboden wieder in seine Normalhöhe zu heben, bereitet keine Schwierigkeit. Gibba kennt den Mechanismus, der ebenso wie oben auch hier markiert ist. In der Platte des Tisches in Gibbas Unterschlupf ist ein Schalter eingebaut, den eine Decke verhüllt. Ein Druck genügt und mit surrendem Geräusch fährt der schwere Boden in die Höhe.

Nun heißt es, den geheimen Ausgang zu finden. Sheppard rückt die Bilder von ihren Plätzen, ohne zunächst die Spur einer Türe auszumachen. Auch Gibba hat danach gesucht, als sie vor einiger Zeit das Zimmer bezogen hat, ohne eine Öffnung zu finden. Mc Connell glaubt ihr.

Sheppard entdeckt jetzt den Motor, der den Boden bewegt und in einer Wandnische untergebracht ist. Man kann ihn ohne Mühe zur Seite stellen und damit löst sich zugleich die Platte, auf der er steht.

„Das ist nichts.", erklärt Gibba, „Das ist nur die Öffnung für den Abfall, die weiter unten in ein enges Kanalrohr mündet. Hier könnte keiner durch. Außerdem kam Freddy immer in tadellosem Anzug zu mir und das wäre doch kaum möglich gewesen, wenn er diesen Weg benützt hätte."

Mc Connell wirft nur einen kurzen Blick hinab und nickt. Prüfend blickt er an der Wand hoch und meint an seinen Freund gewandt:

„Was meinst du, Sheppard? In Luft kann sich der Mann ohne Gesicht auch nicht aufgelöst haben. Aber leuchte doch einmal hierher an das Ende der Tapete! Da geht eine Leiste von oben bis unten und siehst du dort oben den winzigen Riss in der Mauer? Menschenskind, ich glaube, wir haben es gefunden!"

Der Ermittler tastet geschickt mit den Fingern die ganze Leiste ab. Tatsächlich! Die Leiste gibt an einer Stelle ein wenig nach. Er versucht sie hin und her zu bewegen. Erfolglos! Er lehnt sich nun an die Wand und drückt die Leiste hoch. Kaum 50 Zentimeter breit öffnet sich eine massive steinerne Türe, die sich in zwei starken, eisernen Zapfen dreht. Der geheime Ausgang führt in einen dunklen, mit rohen Steinen ausgemauerten Gang, in dem es dumpf und modrig riecht. Sheppards Taschenlampe blitzt auf.

„Sehen Sie, Monsieur Mc Connell. Dort unten links ist der Lichtschalter.", bemerkt Gibba, die ganz vergessen hat, in welcher Situation sie sich eigentlich befindet.

So sehr hat auch sie die Neugierde und die Lust am neuen Abenteuer erfasst.

Der Detektiv, Gibba und Sheppard betreten den hell erleuchteten Gang, der zweimal um eine Ecke winkelt. Plötzlich hört er auf.

Zwei Eisenklammern übereinander in die Wand eingeschlagen, deuten darauf hin, dass es nach oben gehen muss. Da aber ist eine Decke, die aus klobigen Steinen gefügt ist.

Mc Connell ist nicht zu entmutigen. Mit jedem neuen Widerstand wächst sein Wille, Schwierigkeiten zu überwinden. Er befühlt die einzelnen Steine, beklopft sie und schließlich entdeckt er fast unten am Boden einen lockeren Stein, der leicht herauszulösen ist. Daran ist an einem eisernen Ring ein stählernes Seil befestigt, welches sich ohne besondere Anstrengung aus der Mauer herausziehen lässt. Anscheinend läuft das Seil über Rollen.

Frische Luft dringt in den Schacht. Fast gleichzeitig sehen die drei Personen nach oben. Über einem Ausstieg wölbt sich dunkel ein später Abendhimmel.

Mc Connell klettert flink über die eisernen Klammern in die Höhe, um sich umzusehen.

Als er vorsichtig über den Rand des Ausstiegs guckt, stellt er fest, dass er mitten in der Schale eines großen, aber nicht mehr tätigen Springbrunnens steht. Den Brunnen umrundet ein Kiesweg und ringsherum sind Blumenbeete angelegt, die von einem Kreis hoher Zypressen begrenzt werden. Ein Haus ist nirgends zu erblicken. Nichts deutet auf die Nähe eines Menschen hin. Eine unmittelbare Gefahr droht also nicht. Jetzt erst entsteigt der Detektiv ganz dem Brunnenschacht. Gibba und Sheppard folgen.

„Wo sind wir?", fragen fast gleichzeitig die beiden.

Mc Connell schmunzelt nur und meint:

„Nur noch einen kleinen Augenblick! Ich glaube, wir werden hinter den Zypressen das Haus eines alten Bekannten entdecken."

Kapitel 19

Als sie aus dem Kreis der Bäume heraustreten, erhebt sich vor ihnen ein prächtiges Gebäude, das sich mit seinen hellen Mauern aus dem Dunkel hervorhebt.

„Das ist doch ...", beginnt Sheppard, hält inne starrt auf das Haus und kann es zuerst nicht begreifen.

„Ja, ja.", lächelt Mc Connell. „Wir können jetzt gleich Mister Lamentier unsere Meldung machen. In Anbetracht unseres Erfolges wird er die nächtliche Störung entschuldigen."

Während der Detektiv an einer Klingel des Gitters läutet, welches die Toreinfahrt abschließt, wendet er sich Gibba Marin zu, die offenbar nicht weiß, wo sie sich befindet:

„Mademoiselle Marin. Kennen Sie Georges Lamentier, den berühmten Finanzmann und Widersacher Mouls? Ich irre mich nicht, wenn ich annehme, dass Ihr Besuch eine beachtliche Überraschung für ihn sein wird. Nach der Blamage mit Breuil hat er einen Erfolg doppelt nötig."

Die tiefere Bedeutung dieser ironischen Bemerkung wird im Augenblick weder von Sheppard noch von der Angesprochenen begriffen.

Am Gartentor taucht der Portier auf.

„Ach, Sie sind es, Mister Mc Connell? Wohl etwas sehr Dringliches, dass Sie uns zu so ungewohnter Stunde besuchen. Ich werde Sie sofort bei Monsieur Lamentier anmelden."

Der Detektiv nickt ihm zu und erwidert:

„Lassen Sie nur. Das besorge ich gleich selbst. Ich habe ihn bereits in seiner Bibliothek sitzen sehen."

Zu dritt steigen sie die läuferbedeckte, breite Treppe empor. In der Diele, von der aus eine Tür in die Bibliothek führt, bittet Mc Connell Gibba und Sheppard zu warten, bis er sie rufen werde.

Lamentier liest eben das Börsenblatt, als der Detektiv nach kurzem Klopfen den Raum betritt. Der Finanzmann schaut überrascht auf den späten Besucher.

„Verzeihen Sie die Störung, Monsieur Lamentier!"

Der Herr des Hauses sieht freundlich auf und erwidert:

„Aber bitte, Sie sind mir zu jeder Stunde willkommen. Sicher haben Sie wichtige Neuigkeiten."

„Allerdings!"

Der Finanzmann bittet ihn in einem der hochlehnigen, ledergepolsterten Stühle Platz zu nehmen, die um einen großen Tisch aus wundervollem Rosenholz Innerafrikas stehen. Aus dem gleichen kostbaren Material sind auch die hohen

Bücherschränke ringsum an den Wänden gearbeitet, in denen sich Luxusausgabe an Luxusausgabe reiht. Die meisten Bücher mag der Hausherr wohl nie geöffnet haben. Sie haben Dekorationszweck, wie jene schimmernde Rüstung in der Ecke, die angeblich einstmals der tapfere Mann von Burgund getragen haben soll.

„Mister Mc Connell, Sie machen mich neugierig. Darf ich Ihnen etwas zum Trinken kommen lassen?"

Der Detektiv geht nicht auf das Angebot Lamentiers ein und kommt sehr direkt zur Sache:

„Monsieur Lamentier. Ich bin in der Lage, Ihnen meinen Erfolg melden zu können. Ich habe Gibba Marin aus ihrem unterirdischen Schlupfwinkel herausgeholt und dabei auch den Fahrer Mouls dingfest gemacht."

Der Finanzmann springt auf, als habe ihn eine Natter gestochen und fragt hastig:

„Und da haben Sie mich nicht gleich angerufen?"

Lamentier ist merkwürdig erregt über diese Nachricht. Alles scheint an ihm zu fiebern und er fährt fort:

„Ja, und ... haben Sie ... wo haben Sie ... Wo ist ...?"

Mc Connell hat sich gleichfalls von seinem Stuhl erhoben und erwidert etwas laut:

„Einen kleinen Moment, Monsieur Lamentier! Der Fahrer befindet sich bereits in Polizeihaft, aber die Dame kann ich Ihnen vorführen. Sheppard!"

Auf den Ruf des Detektivs hin treten Gibba und Sheppard in den Raum.

„Ich brauche euch wohl nicht erst vorstellen!", bemerkt der Ermittler trocken und seine Augen blicken kalt und unerbittlich in das aschfahl gewordene Gesicht des Finanzmannes.

Gibba steht etwa fünf Schritte von der Tür entfernt und blickt fassungslos auf Lamentier. Jetzt aber stürzt sie mit einem wilden, fast tierhaftem Schrei auf ihn zu.

„Freddy, du gemeiner Schuft!"

Mit geballter Faust schlägt sie Moul mitten ins Gesicht. Dann wankt sie zum nächsten Stuhl und sinkt haltlos weinend in sich zusammen.

Der Mann ohne Gesicht hat sich wieder gefasst und sein Antlitz verzieht sich zu einer abstoßend zynisch grinsenden Fratze. Über seine verzerrten Lippen springt beißender Hohn:

„Meine Herren! Ich sehe ein, es hat keinen Zweck mehr, zu leugnen. Jawohl, ich bin Moul, der Mann ohne Gesicht. Wollen wir aber nicht lieber Platz nehmen? Ich habe Ihnen noch einiges zu erzählen, was Sie und wohl auch die Presse interessieren wird."

Da öffnet sich in der Wandvertäfelung eine kleine Tür und Germaine Crayot erscheint im Negligé.

Sie zeigt über den unerwarteten Besuch wenig Freude und ihre Frage verhehlt kaum ihren Unwillen:

„Was geht hier vor? Ich habe schreckliches Kreischen gehört."

Mc Connell tritt auf sie zu und erwidert freundlich:

„Setzen Sie sich doch, Mademoiselle. Die bedauerliche Mitteilung, die ich Ihnen zu machen habe, wird mein unverhofftes Eindringen entschuldigen."

„Bitte!", gibt sie sich schroff und der Detektiv beginnt überdeutlich und ohne Umschweife:

„Monsieur Lamentier ist eben als der sogenannte Mann ohne Gesicht entlarvt worden."

Ein mehrere Sekunden währendes Schweigen lastet schwer im Raum. Aus dem Gesicht Germaine Crayots ist jeder Blutstropfen gewichen. Sie gleicht in ihrer Starrheit einer Statue.

„Georges, ist das wahr?", fragt sie mit einer Stimme, die nicht mehr ihr zu gehören scheint.

Moul aber schweigt. Nur seine Gesichtszüge sagen mehr, als es Worte vermögen.

Langsam, mit einer fast übermenschlichen Beherrschung dreht sich Germaine jetzt Gibba zu und erkundigt sich erneut:

„Wer ist diese Frau?"

Gibba hat sich beim Eintritt Germaines aus dem Sessel erhoben. Sie hat mit tränenfeuchten und zornerfüllten Augen ihre Nebenbuhlerin vom Kopf bis zum Fuß gemustert. Jetzt aber ist es, als wandle sich ihr Hass auf die Freundin Mouls in Neugierde und sie nähert sich ihr einige Schritte.

Mc Connell, der eben noch eingreifen will, um einer vermeintlichen Eifersuchtsszene vorzubeugen, stutzt und betrachtet Germaine, die nachdenklich auf Gibba Marin blickt. Haben sich die beiden Damen denn schon einmal gesehen?

In die beklemmende Stille hinein tönt Moul:

„Mister Mc Connell. Sie sind verdammt klug, aber aus dieser Situation werden Sie trotz all Ihres Scharfsinnes nicht schlau. Ich darf Ihnen wohl helfen. Die beiden Damen sind nämlich Schwestern."

Mit einem Aufschrei stürzen sich Gibba und Germaine in die Arme. Wortlos führt Germaine die längst tot geglaubte Schwester in ihr Zimmer. Auf einen Wink des Detektivs folgt ihnen Sheppard.

Der Ermittler und Moul sind allein. Und es ist Moul, der jetzt das Wort ergreift:

„Ich habe Ihnen noch einige Erklärungen abzugeben, Mister Mc Connell, damit Sie die Öffentlichkeit entsprechend von dem Ausgang des Kampfes Lamentier gegen Moul unterrichten können. Sie haben doch die Liebenswürdigkeit und erledigen das für mich?"

Angewidert von dem schier krankhaften Zynismus, antwortet der Detektiv mit keinem Wort.

„Also, passen Sie gut auf!", fährt der entlarvte Lamentier fort. „Ich war einmal so etwas wie ein Verwalter auf der Farm des Vaters der beiden Damen in Indochina. Die Kambodschanerin, die er zur Frau hatte – Gibba sieht ihr ähnlich – gefiel auch mir. Und das wusste sie. Na ja! Der Vater erwischte seine Frau und mich und jagte uns zum Teufel. Da ließ ich durch eine Bande die Farm überfallen und zündete ihm das Dach über dem Kopf an. Besser konnte ich mich nicht revanchieren. Oder was meinen Sie? Ich hatte damals schon große Pläne gehabt. Reich wollte ich werden und eine gewaltige Rolle spielen. Nicht durch Arbeit. Beileibe nein, das ist nichts für Freddy Larguin – so heiße ich nämlich."

Moul verbeugt sich grinsend vor Mc Connell und nimmt das Wort wieder auf: „Ich schaffte es auf andere Weise. Nach dem „Wie" fragte kein Mensch. Dank der Dummheit anderer wurde ich reich. Bald schon so reich, dass ich mir jeden Luxus leisten konnte und hohe und höchste Vertreter des Staates und der Gesellschaft es sich zur Ehre anzeichneten, in meinem Hause ein- und auszugehen. All dies vermochte mich nicht zu befriedigen. Ich fing an, mich zu langweilen. Da erinnerte ich mich der beiden Töchter des Monsieur Crayot aus Indochina und ich fand meinen Spaß daran, nach ihrem Verbleib zu forschen. Dank meines Geldes und meiner Beziehungen waren die beiden bald aufgefunden. Die Eine engagierte ich als Dame meines Hauses. Die Andere wurde mir zur Vertrauten meiner Abenteuer, die über die Langweile eines Luxusdaseins hinweghelfen sollten. So spielte ich vor der Welt mein Doppelleben als Lamentier und als Mann ohne Gesicht und ich kann nur sagen, dass ich es keinen Augenblick bereue."

Mc Connell hat bis jetzt geschwiegen. Ihn schaudert bei Mouls sarkastischem Geständnis, das einen Abgrund menschlicher Gemeinheit aufreißt. Der Mann ohne Gesicht ist also ein Verbrecher aus Passion. Weder Zwangslage noch der Hass gegen die Besitzenden – was sonst übliche Motive sind – haben Moul dazu getrieben, denn er ist einer der reichsten und angesehensten Männer von Paris. Allein seine manische Eitelkeit und seine ungebändigte Abenteuerlust haben ihn auf die schiefe Ebene gebracht. Funkelt nicht in seinen Augen der Triumph eines Wahnsinnigen? Kein Zweifel! Dieser Mensch ist stolz auf seine Schandtaten. Der Detektiv hat nur noch eine Frage:

„Monsieur Larguin. Vielleicht erzählen Sie mir noch, wie Sie darauf kamen, sich selbst den Kampf anzusagen und mich dazu zu engagieren? Waren Sie sich Ihrer Sache so sicher, dass Sie nie daran dachten, entdeckt zu werden?"

„Ja, sehen Sie, Mister Mc Connell, das kam so: Ich fand nirgends mehr einen Widerstand. Als Finanzmann gelingt mir alles. Was ich berührte, wurde zu Gold. Heißt es nicht so? Ich wagte die zweifelhaftesten Spekulationen und gewann. Das so etwas auf die Dauer keinen Spaß macht, werden Sie mir vielleicht nachfühlen können. Darum begann ich, mir meine Millionen zwar schneller, aber auf gefährlichere Art zu erwerben. Doch auch dabei schien es keine Schwierigkeiten zu geben. Die Sûreté versagte kläglich und bald wurde ich der Schrecken von ganz Paris. Einmal nur war ich nahe daran, entdeckt zu werden. Ich sah mich deshalb gezwungen, den Polizeibeamten Charles Cliquot zu beseitigen. Gibba wurde verhaftet. Sie wissen ja davon – und das Gericht musste sie freisprechen. Polizei und Justiz habe ich an der Nase herumgeführt. Jetzt suchte ich nach neuen Abenteuern. Ich kam auf die Idee, mir neue Gegner zu kaufen und darunter waren auch Sie. Nun darf ich Ihnen zum Schluss noch ein Kompliment machen, Mister Mc Connell. Sie sind der einzige Mensch, vor dem ich Respekt habe. Denn Sie waren nicht käuflich und ließen sich durch meine Machtstellung nicht bluffen. Sie haben mich, in meinem Dienste stehend, zu Fall gebracht. Mit meiner Beichte wäre ich nun fertig. Und jetzt tun Sie in Dreiteufelsnamen Ihre Pflicht."

Moul ist aufgestanden. Das höhnische Grinsen weicht nicht aus seinem Gesicht. Da ruft der Detektiv mit dem Telefon die Polizei.

Ende

Anhang

Damit wäre nun eigentlich die Geschichte von Moul, dem „Mann ohne Gesicht" zu Ende.

Aber wir wollen doch zum Schluss gerne wissen, wie Mc Connell es eigentlich angestellt hat, auf die Spur Lamentiers zu kommen.

Noch am selben Abend, an dem der Ermittler den Mann ohne Gesicht entlarvt hat, sitzen der Detektiv und sein Freund Sheppard bis tief in die Nacht bei mehreren Flaschen besten Weins zusammen. Der Sieg muss gefeiert werden. Und bei dieser Gelegenheit erzählt Mc Connell, was er bislang aus bewussten Gründen verschwiegen hat.

Gleich bei der ersten Begegnung mit seinem Auftraggeber empfand er eine instinktive Abneigung gegen Lamentier und war von Anfang an entschlossen, den Finanzmann über seine Tätigkeit im Unklaren zu lassen. Später, als sich bei ihm ein schwerer Verdacht gegen Lamentier erhob, erfand er dann sogar die beiden Amerikaner, um vor Gegenmaßnahmen seines Chefs sicher zu sein.

Bei Gibba Marin begann der Detektiv systematisch mit seinen Nachforschungen. Sie war nicht nur dem Staatsanwalt verdächtig gewesen. Auch Mc Connell zählte sie von vornherein zu Mouls Helfern.

Dagegen erfuhren wir erst sehr spät, dass der Ermittler Monsieur Breuil gleichfalls von Anfang an misstraute. Natürlich geriet dieser erst in ernstlichen Verdacht, als Mc Connell Lamentier durchschaut hatte. Umsonst konnte der Finanzmann nicht gerade Breuil, den Unfähigsten, zum Schutz seiner engeren Umgebung eingesetzt haben. Breuil tauchte dann auch unter den Besuchern

Gibbas auf. Was hatte Breuil, der Detektiv Lamentiers bei der Gehilfin Mouls zu tun? Sein auffallendes Interesse für die Amerikaner bestärkte dann endlich Mc Connell in seiner vorgefassten Meinung, dass es sich bei dem Franzosen um einen weiteren Gehilfen Mouls handeln musste.

Aber all das waren Dinge, die uns ebenso aufgefallen sind. Anders dagegen verhielt es sich bei Lamentier. Während uns die Einheit der Personen Lamentier und Moul erst am Schluss überraschte, hatte Mc Connell schon lange vor uns irgendwelche Zusammenhänge gewittert. Zwar kam auch er nicht sofort auf die Identität des Finanzmannes und des Verbrechers, aber er hielt Lamentier zumindest für einen der Helfer Mouls, möglicherweise für dessen Beauftragten. Er nahm sich deshalb vor, dem Finanzgewaltigen scharf auf die Finger zu sehen.

Wir erinnern uns noch der Einladung Germaine Crayots an jenem Frühlingsabend, wo Moul zum ersten Mal seine Visitenkarte abgab. Aufmerksam beobachtete der Detektiv den Finanzmann, als der Diener Lamentier die Mitteilung machte. Und er bemerkte, dass das Erschrecken des Hausherrn erzwungen war. Gewiss, Mc Connell konnte sich getäuscht haben. Da brachte ihn der Drohbrief des Mannes ohne Gesicht ein gutes Stück weiter. Es war das gleiche Papier mit derselben Zinkung, wie jenes Blatt, das er seinerseits im Vorzimmer bei der Romanbesessenen Sekretärin für seine Schreibmaschinenprobe benutzt hatte. Die Bogen waren entweder durch das Verpacken oder Einklemmen in der Schreibtischschublade am Rande eingekerbt worden. Aber auch diese Tatsache war noch lange kein Beweis gegen Lamentier, denn ebenso gut konnte die Sekretärin von Moul gekauft sein, ohne dass Lamentier davon zu wissen brauchte. Deshalb behielt auch Mc Connell die Feststellung für sich, dass Mouls Briefe mit einer Maschine getippt wurden, wie er sie fabrikneu im Vorzimmer des Finanzmannes sah und deren Gebrauch ihm verwehrt wurde. In wie weit die Sekretärin von Mouls Machenschaften wusste, wird ja die Verhandlung klären.

Ein merkwürdiger Zufall verstärkte nun im besonderen Maße den Argwohn des Detektivs. Ausgerechnet an dem Nachmittag, als Moul einen neuen Streich ausführte, saß Mc Connell bei einem Tee, wozu ihn die ahnungslose Germaine eingeladen hatte. Der telefonische Bericht Lamentiers über diesen Vorfall kam Mc Connell nicht ganz geheuer vor. Dass gerade der Finanzmann zufällig am Tatort erschienen war?

Dann kam etwas hinzu, was allerdings den Bankier Lamentier stark belastete. Sheppard hatte auftragsgemäß nach den Bankverbindungen der Opfer Mouls geforscht und festgestellt, dass sämtliche Überfallene Bankkunden Lamentiers waren.

Mc Connell war keineswegs mehr überrascht, als er am Tage vor Mouls angekündigten Besuch bei dem Finanzmann, diesen mit Gibba zusammen im Hotel Crillon antraf.

Der Tag darauf brachte dann nur noch die Bestätigung, dass der Verbrecher und der Finanzmann ein und dieselbe Person waren. Bei dem Anruf Mouls in Gibbas Wohnung, kurz nach dem „Überfall", erkannte der Detektiv die Stimme Lamentiers. Der Umstand, dass Breuil bei dieser Komödie mitwirkte, gab Mc Connell Misstrauen gegen diesen Menschen. Der einzig wahrhaft in Mitleidenschaft gezogene war der Abgeordnete Redrigue, den man als repräsentativen und glaubhaften Zeugen benötigte.

Bezeichnend war auch die Tatsache, dass niemals Lamentier und Moul zu gleicher Zeit in Erscheinung traten.

Rufen wir uns noch einmal die Szene ins Gedächtnis zurück: Lamentier verlässt auf das Klingelzeichen hin den Abgeordneten Redrigue, Moul betritt das Arbeitszimmer, um den Abgeordneten zu betäuben. Und erst, als Moul wieder verschwunden ist, kann der Abgeordnete den „betäubten" Lamentier in der Diele finden.

Nun verstehen wir auch, warum gerade bei diesem „Überfall" Gibba so hartnäckig ferngehalten wurde. Sie sollte von Lamentiers Doppelrolle nichts erfahren.

Jetzt, da der Detektiv Gewissheit über die Person des Mannes ohne Gesicht hatte, war das Schwierigste geschafft. Den Verbrecher seiner Handlungen zu überführen und zur Strecke zu bringen, war in Anbetracht der Verschlagenheit und der Brutalität Mouls immerhin noch ein schweres Stück Arbeit. Wie Mc Connell mit seinem Freund Sheppard diese Aufgabe löste, haben wir erfahren.

Eines sei noch zum Schluss verraten: Dass der Erfolg über Moul, den „Mann ohne Gesicht", Mc Connell einen neuen, interessanten Fall eingetragen hat, der wiederum sein ganzes, meisterliches Können verlangen wird.

Bisher erschienene Bücher von Clint Leon Powers
im Verlag BoD

Nur ein Leben lang   ISBN: 978 3 8334 3922 3
Der Legionär – Einsatz und Showdown in München ISBN: 978 3 8391 9242 9
Der Legionär – Einsatz und Showdown in China   ISBN: 987 3 8391 5657 5

Besuchen Sie die Homepage des Autors unter clintleonpowers.de und erfahren Sie mehr über die Ankündigungen seiner nächsten Romane und über den Autor selbst.